OPEN YOUR MIND

打开你的心结
40例心理治疗实例精析

主编◎李幼东　赵增仁　王学义

accurate analysis of 40
psychotherapy cases

U0189266

中国科学技术出版社
·北京·

图书在版编目（CIP）数据

打开你的心结：40例心理治疗实例精析 / 李幼东，赵增仁，王学义主编 . —北京：中国科学技术出版社，2019.5

ISBN 978-7-5046-8267-3

Ⅰ．①打… Ⅱ．①李… ②赵… ③王… Ⅲ．①精神疗法－案例 Ⅳ．① R493

中国版本图书馆 CIP 数据核字（2019）第 058049 号

策划编辑	焦健姿　徐　岚
责任编辑	焦健姿
装帧设计	华图文轩
责任校对	龚利霞
责任印制	李晓霖

出　　版	中国科学技术出版社
发　　行	中国科学技术出版社有限公司发行部
地　　址	北京市海淀区中关村南大街 16 号
邮　　编	100081
发行电话	010-62173865
传　　真	010-62179148
网　　址	http://www.cspbooks.com.cn

开　　本	710mm×1000mm　1/16
字　　数	292 千字
印　　张	14.5
版　　次	2019 年 5 月第 1 版
版　　印	2019 年 5 月第 1 次印刷
印　　刷	北京威远印刷有限公司
书　　号	ISBN 978-7-5046-8267-3 / R·2397
定　　价	35.00 元

（凡购买本社图书，如有缺页、倒页、脱页者，本社发行部负责调换）

内容提要

　　本书收录的案例均源于李幼东及其团队多年来经治的真实案例，展示了各种"心结"的形成过程及心理动因。案例分析与案例督导均为心理治疗的个案实录，案例精解则列举了长期多次治疗的典型个案。读者从中不仅可以看到患者心情的起伏跌宕，还能了解到很多心理学理论在心理治疗实际操作中的运用。读者可以通过阅读这些个案，看到自己内心曾经的纠结与感伤，恰似遇见自己的"心结"。本书案例丰富，记录翔实，且附有医者的治疗随笔，可以帮助读者从不同角度看待心理问题，同时还展示了新视角下的心理治疗方法，可作为心理治疗师在实际工作中的参考读物。

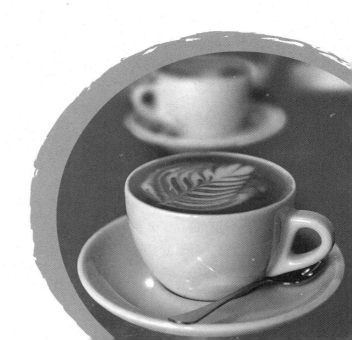

前　言

因出身于书香门第，自幼读书便成了我重要的生活内容。少时，家中藏书不少，我几乎把家中的藏书都翻看了一遍。之后上了大学，开始读医书。读研究生时，开始读心理学方面的书，再后来也尝试着与别人一起著书。

我自 1991 年开始从事精神心理专业，主攻药物治疗与心理治疗方向，从业二十多年，正是中国心理卫生事业从复苏到被重视，再到飞速发展的关键期。随着年龄的增长和职务的提升，我的工作变得越来越忙，逐渐从读书、读懂书，变成了读患者、读懂患者的心病、读懂患者的生命故事。日复一日，手上积累了越来越多的个案，有心酸、有满足，如今终于可以把这些有温度的生命故事记录成一本书。

写这本书的动因最早源于王学义教授。早些年，电子科技、互联网还不是很发达，王教授会让研究生帮忙，把患者写给他的有关求诊过程或心路历程的信件转换为电子文件形式保留下来。后来，他将这些珍贵的资料赠予我，希望我能够结合更多案例，将治疗体会、治疗经验传播、研究下去。在王学义教授的影响下，我开始着手整理手上的案例。

本书的编撰经历了几年时间，书中的各个案例不是带着血就是带着泪，给编撰整理者带来了巨大的情绪压力，是一项非常痛苦的工作。所以，真心感谢本书编撰整理过程中给予帮助和支持的各位：感谢河北师范大学应用心理专业的几届本科实习生及研究生在资料整理和选材上的付出；感谢参与案例督导的所有主任、医师及提供案例的主管医师；感谢赵增仁院长对本书编撰及出版的支持；感谢王学义教授提供的珍贵资料。

本书收录案例时，出于对患者隐私的保护，在忠于真实原创的原则下，对案例的治疗过程进行了适当的调整和拼合。书中案例可以帮助读者从不同角度看到未知的自己。在此也想邀请同行阅读，切磋心理治疗技艺。

目　录

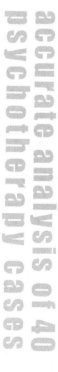

上篇

案例分析

　　现代心理治疗目前被广泛应用到精神病患者、心理问题者及正常人心理问题的矫治中，越来越多的医生开展心理治疗，并尝试心理治疗与药物治疗相结合。更多医生从生物学、心理学、社会学的三维角度制订治疗方案，这是时代的进步。本篇收集的案例主要侧重治疗方案中心理治疗部分细节与过程的展示，希望读者能够从中汲取所需。

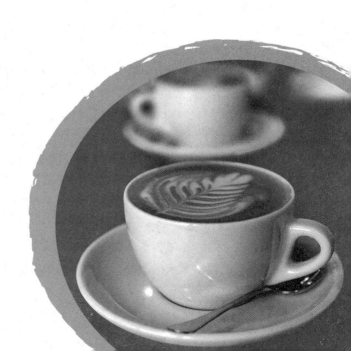

案例1：

婚外情人

【基本情况】

患者，女，47岁。现为公司职员，离异，与前夫有一个女儿。主诉因间断地出现情绪低落、兴趣减退、食欲差、失眠等，影响了正常的工作和生活。初步诊断为"抑郁状态"。

【来访形式】

由家人陪诊。

【患者陈述】

我本来一直在上班，兴趣和能力都正常，精力比较充沛，工作认真且能力强，喜欢唱歌、锻炼。虽然小心眼，一生气容易睡眠不好，但是在短时间内能够进行自我调整。4个月前，因为工作变动调至北京，又担心孩子考不上研究生，所以压力非常大。另一方面我父亲生病住院，有事情给朋友打电话，朋友不接电话的情况也让我很生气。2个月前，我的父亲去世，我努力应付生活和工作。大约20天前，我突然出现了失眠的症状，此后睡眠质量差，入睡困难，早醒，睡眠浅，易醒，每晚睡眠时间不超过4小时。白天感到疲乏无力，精力不充沛，工作能力明显下降，没有食欲，心烦，坐立不安，对任何事情都失去了兴趣，什么也不想干。这种情况在早晨尤其明显，到下午减轻，晚上睡觉前又开始恐惧睡眠，重复之前的症状。

【既往史】

患者20年前，产后20天时出现心情差、心烦、失眠、没食欲等症状，有轻生的想法。总想些不好的事情，有哭泣、自卑、自责等表现。就诊于我院，诊断为"产后抑郁症"，用药不详。病情时好时坏，治疗8个月后，病情好转并停药。

【个人史】

患者平常容易生气，但短时间内能自我调整。丈夫曾在一次事故中受伤，失去左前臂，虽然佩服丈夫的身残志坚但还是与丈夫分道扬镳。后与自己的男同事保持3年婚外情人关系，但是争吵不断。患者认为自己是一个不幸的女人，这样的想法使其在面对生活中的挫折时失去积极改变的力量，从而屈服于命运，自怨自艾。4 个月前患者调至北京工作，压力变大，同时担心自己的孩子考不上研究生，当时患者的父亲还生病住了院。另外一个潜在的巨大压力，是源于患者与有妇之夫的感情纠葛。来自生活的重重压力使患者的精神面临崩溃。

【家庭关系】

患者为独生女，与父母关系良好，更加亲近父亲。

【访谈印象】

患者为住院患者，初诊时着装得体，双手抱于胸前，双腿并拢向内侧倾斜，谈话时语速缓慢，停顿较多。患者意识清晰，有现实检验能力，与人接触较被动，采取防御的姿态，情绪表现为低落、焦虑。兴趣减退、语速缓慢、思维迟缓，多消极观念，食欲差、失眠，昼夜节律改变。未引出幻觉、妄想等精神病性症状，情感反应协调，精神活动协调，自知力存在，智能检查正常。

【诊断】

抑郁状态。

【治疗方案】

心理治疗：以心理动力学治疗为导向的心理治疗。

药物治疗：草酸艾司西酞普兰，口服，每晚 1 次，每次 10mg。

【心理治疗】

第 1 次来诊　患者自诉睡眠质量差，每晚睡眠时间不超过 4 小时，白天疲乏无力，工作能力明显下降。患者从事劳资、工资统计等工作，病前记忆力及反应速度快，病后明显不如以前，还有轻生的想法，对生活感到绝望，对事物没有任何兴趣，食欲差、心烦、坐立不安，什么都不想干，每天活着只是为了思考人生的意义。

第 2 次来诊　患者叙述中不停地哭泣，自认为是一个不幸的女人。丈夫是一名出色的工人，在一次事故中受伤失去左前臂，但他并没有放弃生的希望，利用自己聪慧的头脑运营自媒体。患者虽佩服丈夫，但不能接受他的残疾，最终离异。离婚后爱上公司的已婚男同事，患者做其婚外情人 3 年，期间经常发生纠葛，争吵不断，但始终未分手。入院前患者因工作变动，调至北京，怀疑男友变心，因此而郁闷，不能安心工作。患者在叙述过程中不停地哭泣，认为自己争强好胜，是一个好面子的人。对这件事情有罪错感，希望解脱。希望尽快出院，不愿接受病人的角色。

第 3 次来诊　自从上次治疗后出院，患者陈述自己很孤独，很盲目。一方面想摆脱现在的感情纠葛，一方面想回到前夫身边。希望医生帮助她走出情感沼泽。在交谈过程中发现患者喜用退行的防御方式。在婚外情的角色中扮演少女的角色，并在这种角色中获得满足。访谈过程中，患者认可治疗师的此种分析。

第4次来诊　此次治疗很平静，谈及自己未来的工作计划，患者表示愿意辞去北京的工作，重返家乡，在本次治疗过程中未谈及丈夫和情人。

第5次来诊　患者此次治疗中表现出兴奋话多，向医生展示自己新购置的衣物，并表示自己已经将过去的情感纠葛放下了。观察其行为，可能患者有转躁狂的倾向，建议医生减药。

第6次来诊　患者进入治疗室时面容愁苦，由前夫陪同。患者陈述昨日自己与前夫在一起，男友突然来访，三方相遇十分尴尬。觉得自己像个罪人，对不起两个男人，还认为自己是个坏女人。经过心理治疗，患者能够接受医生的分析，结束治疗时较平静。

第7次来诊　患者请假回到家中，理由是自己不愿意住在医院，因为前夫离开病房时感觉很孤独。偶有自杀想法，但是不会付诸行动，非常希望自己快乐起来。在本次治疗中，患者第一次谈及自己的女儿，对此医生给予鼓励，希望通过强化患者母亲的角色帮助其走出困境，患者接受。最后，患者要求结束治疗，并认为自己痊愈，和情人达成共识，只做好朋友，不再谈情。患者拒绝了和前夫复婚的要求，想去北京发展，所以希望尽早出院。对于其做出的决定治疗师未置可否，表示希望保持联系。

治疗随笔

　　治疗师全程积极陪伴，无条件关注患者，掌握了患者的基本情况，并鼓励患者说出导致其现状的重要生活事件，了解到患者本身有着敏感纤细的性格特征，易生气，容易看到事情的消极面，走向悲观。同时面对生活中的突发事件，也没有很好的应对策略，容易感到无奈、哀怨。对于感情中出现的问题，也不能站在一个成人的理性角度来处理，生活态度盲目。生活中多方面的压力使患者产生了焦虑、抑郁情绪，影响了睡眠和食欲。通过对患者症状表现、持续时间以及工作能力受影响程度等多方面的评估，界定患者为抑郁状态，并配合相关药物治疗。在治疗的最后阶段，帮助患者解决与前夫和情人的情感纠葛，治疗师建议其强化自己的母亲角色，鼓励其快乐地生活，患者均接受并表示自己已经痊愈可以出院了。

案例 2:

高跟鞋

【基本情况】

患者，男，46 岁，已婚。美术老师，大学本科毕业，育有一女就读高中。主因自己喜欢收集高跟鞋，并会对高跟鞋产生性快感，对此自己感到十分困扰和羞耻，特此前来咨询以解决自己的问题。目前患者处于十分痛苦的状态中，不能正常工作和生活。

【来访形式】

患者主动前来咨询，无家人陪伴。

【患者陈述】

我喜欢收集高跟鞋，并会对其产生性快感。同事们都知道我喜欢高跟鞋的事情，并且经常听到女老师们议论我的事，谈话内容总是丝袜、美女、高跟鞋等。骑自行车下班回家时，会听到坐在公交车上的学生骂我"变态"。我感觉十分苦恼和羞耻，并且产生了深深的自卑感。我已经不能正常工作，感觉和这个社会格格不入，曾经有停职 4 年的经历。临近开学，我很害怕见到学生和同事，和妻子的关系也不好。我感觉我的人生是失败的，我不是一个好老师。

【既往史】

患者自幼体健，未曾患重大疾病。

【个人史】

患者在家中排行老四，家中还有 3 个姐姐，本科是美术专业，毕业后在大学当一名美术老师。父亲是一名军医，母亲是一名工程师。在患者的童年记忆中，大约五岁时摸到过妈妈的脚，并产生快感。之后也有亲吻姐姐脚的经历，亲吻时体验到了兴奋感。患者在 19 岁时爱上一个女孩，性格很好，喜欢穿高跟鞋，自己非常喜欢她。20 多岁时遇到了一个特别吸引他的女生，他不由自主地盯着这个女生看，可是当时没有勇气向她表达自己的爱意，所以没能和这名女生继续联系，现在很懊悔。患者从小就很自卑，把对女生的幻想和爱意转移到对高跟鞋的喜爱上。虽然已婚，但是又担心妻子会把乙肝病毒传染给自己，因此患者依旧保持着手淫的习惯。患者喜欢钓鱼，但没有过多的兴趣爱好。在患者的成长过程中性取向一直保持正常。

【家庭关系】

在患者的原生家庭中，父亲脾气暴躁并且经常打患者，父子关系不佳，和母亲关系良好。在患者自己组建的小家庭中，与妻子也有矛盾，夫妻关系紧张。

【访谈印象】

患者存在一定的思维问题，诸如类关系妄想的人际关系敏感、偏执等，其自知力也在一定程度上受损，并且能够感觉到患者存在明显的焦虑和抑郁情绪，其自我镜像干瘪，没有形成良好的自我意识。

【诊断】

①恋物癖；②焦虑伴偏执状态。

【治疗方案】

心理治疗：采用以动力学方向为主导的心理治疗。

药物治疗：利培酮，口服，每晚1次，每次4mg；西酞普兰，口服，每早1次，每次5mg。

【心理治疗】

第1次来诊　在第一次的心理治疗中，患者主诉自己是喜欢女性的，只不过因自卑不敢向女生表白，所以就把对女生的想法转移到了高跟鞋上。在其童年的记忆中，母亲和姐姐的脚是带给过自己兴奋感的。患者还表述了自己曾经喜欢的人，但都是一些碎片化的东西，如高跟鞋。患者理想中的女人是身材适中，瓜子脸，脚很好看并且涂着红指甲油；性格温柔，善解人意，俩人能谈得来。

治疗师通过和患者的交谈发现，在其印象中能够引起性兴奋的都是一些碎片似的客体，而不是一个完整的人。根据患者的特点，治疗师确定了治疗方向——帮助患者寻找完整客体，而不是分离的碎片。治疗师激发患者的专业特长，通过绘画的方式展现出一个理想中的女性形象，并给这个女性形象取名叫作"敏"。除此之外，还赋予了"她"血型、身高、体重、职业、文化程度等信息，让其形成一个具体、鲜活的女性。

治疗随笔

在1.5小时的治疗过程中，主要完成了两项基本任务。第一，全面收集患者的信息，了解患者的问题并对其做出一个初步诊断。第二，结合患者自身特点确定治疗计划，调整其错误认知和不良情绪。当然，在这个过程中不能只根据治疗师的想法实施治疗，要对患者给予充分的尊重，考虑患者感受，治疗过程中要重视治疗关系的建立。良好的治疗关系会使治疗效果事半功倍，对患者给予充分的共情，要让他感受到我们理解他的痛苦，接受他独特的爱好。

第 2 次来诊 患者 1 周后再次走进治疗室，告诉治疗师钓鱼的时候心情很好，但只要想到马上要开学面对同事和学生时，情绪马上变得不好了。担心大家骂自己"变态"，非常紧张，不知道该如何应对。患者叙述在脑海中经常出现这样一个场景：在最东边的教室里有人骂我变态，我只能装作没听到。那里的光线很暗，看不清是谁，当我走过去时，身后的同学也在不停地骂我。走进教室后，同学们变本加厉。久而久之，自己在心里也会经常骂自己是变态。

治疗随笔

在患者的这段描述中能看到其认知上的偏差和由此带来的焦虑情绪。因此，治疗师与患者共同创造了一个和其描述场景差不多的场景：在一个有温暖阳光的下午，患者回到学校，朝最东边的教室走去。这时正值课间活动，同学们都在快乐地玩耍，这一切患者都看在眼里。突然有个同学朝患者喊了一句"变态"，患者愣在那里，很紧张，不自然地把头往一边偏，以回避同学的眼神，却发现另一个同学在朝之前的同学做鬼脸，说"变态"的那个同学便跑过来追赶做鬼脸的同学。

自由联想结束后，治疗师引导患者说出自己的想法和感受。患者表示稍微轻松了些，但感觉自己很无知，为曾经做过的荒唐事感到后悔。从患者的神情和肢体语言中能够看出他放松了下来，并且有了要战胜和接纳自己的和信心。

患者在治疗中描述了一段亲身经历和内心体验：2007 年自己刚到中学入职时很高傲，一心想去北京学绘画，不愿理人，也不和别人打交道。最后北京没有去成，周围的人开始议论纷纷，使他感觉很失望、难堪。此后就认定自己是一个失败者，自卑感加重，愈发不愿与人交往，靠抽烟和钓鱼来消磨时间。渐渐地，患者开始把自己关在房间，体验到了前所未有的孤独感，而这种孤独感让他绝望，想脱离这格格不入的世界。

接下来的治疗中，患者再一次画出了虚拟的女性形象"敏"，并且开始试着和"敏"聊天，诉说苦恼。治疗结束后，患者感觉和"敏"在一起时自卑程度减轻，同时希望自己能够以一种新的态度对待朋友和家人，想要主动和同事聚会聊天，离开封闭环境，逐步适应现实生活。

治疗随笔

这次治疗的主要任务是改变患者的错误认知——认为同事和学生在骂自己"变态"。同时进一步收集信息，了解患者在人际交往中的问题，因其过于封闭，使患者自卑感不断加重，这和错误认知的出现有着密切联系。

第3次来诊 此次治疗中，治疗师尝试着改变了治疗室内的人员设置，增加了一名年轻的女性治疗师。治疗结束后让患者与年轻女治疗师进行交流，发现患者能够简单交流。值得注意的是，其语言中合理化的解释增多，或许是增加了女性治疗师的缘故，整个治疗过程都没有提及"敏"。患者各方面的情况都有了一定程度的好转，但仍需要进一步治疗。

治疗随笔

　　因开学的原因，患者无法坚持心理治疗，但还是能够做到不定期复诊。该案例表面是一个有明显"性"色彩的案例，但随着案情分析的深入，治疗师看到了患者的内心冲突。但在分析这些问题的同时，不能忽略在症状形成过程中由于道德冲突形成的人际关系敏感和"妄想"症状，我们欣喜地看到患者在药物治疗与心理治疗的有机结合下症状明显好转。

案例3：

可怕的狗

【基本情况】

患者，女，29岁，已婚。现处于无业状态，育有一女。患者害怕狗，担心被其传染疾病。同时害怕异性，反复洗手，且大脑控制不住地联想。精神科初步诊断为"强迫障碍"，接触患者时仍处于住院状态。

【来访形式】

由家人陪同就诊。

【患者陈述】

自2004年起，我开始出现恐惧和不断洗手的症状，害怕死亡，担心我的孩子有兔唇，害怕猫狗，害怕狂犬病，害怕异性等。2009年带我的女儿外出时遇到狗，开始担心女儿得狂犬病，甚至担心陌生人将疾病传染给我和孩子。为了时刻保护孩子免受伤害，我开始经常搬家，不能正常上班，每天都为我的这些症状苦恼，也对我和家人的生活造成了很大的影响。严重时我每天洗手上百次，控制不住地担心被狗传染疾病，害怕长相凶恶的异性。虽然感到痛苦，但我认为这样重复性的动作是有必要的。每天烦躁焦虑，很担心我的病情，下了很大的决心才住院。

【个人史】

患者为独生女，父母抚养长大，和母亲关系较近。幼年时曾经有过创伤性性经历，对这段经历一直都很保密，不愿与人谈及。婚后自己比较满意与丈夫的感情，孩子的出生增进了夫妻间的感情，同时也带来了一些问题。

【访谈印象】

患者服饰时尚，面容白皙，语速急促，不断地向治疗师询问自己关心的问题，过度关注自己的健康，并不断求证自己刚才说过的话，意识清晰，能够主动叙述问题，求助欲望比较强烈。

【诊断】

强迫性障碍。

【治疗方案】

心理治疗：以心理动力学为主的心理治疗。

药物治疗：帕罗西汀合并思瑞康治疗。

【心理治疗】

第1次来诊　患者因为担心被狗传染狂犬病已有1年多。2009年2月和女儿外出时突然出现一条狗，女儿被狗吓到丢了手中的饼干，患者看到后便认为是狗咬到了女儿。事件发生后，患者开始担心孩子得狂犬病，反复去狗主人家询问当时情况，并要求给女儿注射狂犬疫苗。一段时间后，患者看见狗就担心被传染疾病，甚至担心自己刚买的鲜花也会被传染，认为花掉在地上会传染给孩子。患者将注意力集中在自己和孩子的健康问题上，不让孩子摸东西，担心陌生人传染疾病，害怕别人打喷嚏传染自己，自己和孩子会被看不见的病毒传染。随后逐渐不敢让外人来自己家，不敢住院，担心会被病人传染疾病。4个月前开始恐惧异性，认为男人比较脏会影响自己，担心手上有病毒、细菌，因此反复洗手，严重时一天洗手上百次，两天用完一块香皂。人际关系敏感，与同事相处不和谐，不能正常上班。患者经常为自己的症状苦恼，表示家人不理解自己，经常与家人发脾气。

第2次来诊　在治疗过程中，患者暴露出自2004年以来的恐惧及强迫症状，如害怕死亡，害怕猫狗，害怕狂犬病，担心孩子有兔唇，在家闻到油漆味后就开始怕孩子得白血病，害怕别人吐沫喷到自己被传染疾病。近两个月开始出现不明原因地害怕外人来自己家，反复洗手、熨烫衣服，严重时出现丢弃衣服、花、厨具等情况，认为旧物细菌太多。治疗最后对患者进行了积极的心理暗示，鼓励其配合治疗。

第3次来诊 在治疗过程中患者表示了对环境以及医生性别的挑剔。根据患者的叙述发现，她的恐怖对象通常与性有关，故以性为主题对患者进行心理治疗。当患者谈及恋爱经历时，患者出现语塞、沉默、流泪的情况，并拒绝继续治疗，提出想与丈夫进行通话的要求，征得丈夫同意后才能继续治疗。在治疗中断15分钟后，患者丈夫前来，表示同意医生的治疗方式，会敦促患者积极配合医生，配合治疗。在接下来的治疗中，患者要求单独与医生进行交流。之后患者谈及幼年的创伤性性经历并一再否认此事与病症无关，且担心医生不能为其保密。

第4次来诊 在治疗过程中患者谈到她担心同屋病人在睡觉时碰到自己，这种感觉让她很不自在。这次治疗中，患者提到丈夫近期把一同事带回家，并让她帮同事介绍对象，患者觉得那个同事长得丑，有些邋遢，感到非常反感。在治疗过程中，患者提到与丈夫结婚时没有举办婚礼，这让她有些不满意，但表示理解丈夫。虽然她对丈夫存有抱怨，但不担心丈夫有外遇。治疗最后，治疗师与患者进行了沙盘治疗，让其在沙盘上做一幅图。从图画中可看出，整个图画刻板、单调，这暴露出患者生活情境中存在着很多的问题。

第5次来诊 在治疗过程中患者表现出对医生的不满，责怪医生对其症状不够关注，给予的指导较少。随后治疗师对患者的错误认知进行矫正，指出她存在推卸责任等问题。在治疗的下半部分，治疗师对患者的行为习惯进行了指导和纠正，指出了每种行为的正确做法、合适时机以及合理态度。治疗最后，治疗师给予患者积极的心理暗示，指出其自住院以来所取得的进步，鼓励其积极配合治疗。

第6次来诊 治疗过程中，患者提出狗是其症状的根源，担心狗或其他的脏东西会传染病毒和细菌。治疗师带领患者区分了她与正常人在脏、狗、男性等词汇认知的不同，指导其带着不安正常生活，让患者认识到脏与不脏是共存的，不能割断他们之间的联系。治疗最后给予患者积极的心理暗示，并给患者留下作业：列出自己所害怕的事物，详细思考其原因。

第7次来诊 本次治疗过程中，患者暴露出对狂犬病恐惧的原因是不知如何表达内心的体验。经过心理治疗后，患者对害怕的客体与内心的不安有了较深入的自我认识，能够从不同的角度和思考方式出发，以积极的应对方式解决生活中的一些问题。在治疗后半程，患者对自己提出了要求：坐公交车不戴口罩、帮助护士整理床铺、擦桌子和不躲着人走路。

治疗随笔

在治疗过程中，患者仍暴露出对丑陋的男人有厌恶体验。治疗师给予积极的心理暗示：自己很强大，任何事情都不能击垮自己，以此重塑患者对于战胜疾病的信心。患者与之前相比变得主动了，治疗关系在逐步拉近，对医生的信任感也有了提高，但治疗难度仍然较大。患者想要恢复健康是一个长期的过程，她需要医生的指导和自我的努力，经过逐步的治疗，希望她能渐渐地适应生活，接纳自我，能像普通人一样生活。

案例 4：

车祸失爱

【基本情况】

患者，女，24 岁，高中毕业。主因创伤后应激障碍产生的情绪低落，且存在特定恐惧对象，有幻听、强迫和自残行为，至今 7 年余，加重 2 个月余。

【来访形式】

母亲伴诊。

【患者陈述】

我从 7 年前开始生病，今年开始病情加重。刚开始生病时是持续低热 1 个月，然后自行缓解。我与父母一起生活，父母关系紧张，时常吵架，对我的想法不是很了解，平时交流较少。我极度缺乏安全感，会在枕头下放一把刀，经常躲在柜子里睡觉，并且希望有一个悬在半空的方形的房子。我常常会控制不住地割手腕，觉得看到血会感到平静。我不能与其他男性正常交往，害怕建立新的亲密关系，不允许男性理发师为自己洗发剪发。而且我不能坚持在同一岗位上持续一定时间，每三五个月就必须换一个工作。

在初一下半学期上学的路上，与男友结识是由于他开车蹭了我一下，之后开始恋爱。高二时，他给我庆祝 17 岁生日，生日会后我们两个并肩走在马路上时，一辆汽车迎面过来，他为了保护我，把我推开，自己则被汽车撞倒。当我清醒过来时，只见他倒在一片血泊之中，最后因失血过多而亡。我因为这件事非常自责，是我害死了男朋友。随后开始发病，持续低热 1 个月后突然好转，并且在大年三十用瓜子皮割腕。我常常听到有人叫自己的名字，或男或女，并且我很希望叫自己名字的是他。我的手机里都是许嵩的歌，只因许嵩的声音和他的声音很相像。我还曾经跟男朋友相约在本命年一起去日本看樱花，今年就是我的本命年，我很想他，如果他不回来，我就和他一起死。

【家庭关系】

患者父母及两系三代未见精神病史，父母早前与患者沟通较少，自患者发病后，父母对患者很关心。

【辅助检查结果】

SCL-90 量表：略显焦虑，抑郁分偏高。

【访谈印象】

患者意识清晰，定向力完整，接触主动，渴望倾诉，语速中等，存在强迫回忆和强迫冲动行为，存在幻听的精神病性症状。患者对自己的病情有一定的认识，求治欲强烈。

【诊断】

创伤后应激障碍（PTSD）。

【治疗方案】

心理治疗：分析式治疗为主。

药物治疗：舍曲林，口服，每日 2 次，每次 25mg。

【心理治疗】

<u>第 1 次来诊</u>　治疗师与患者第一次建立了良好的咨访关系，通过积极关注和无条件支持相结合的方法，掌握了患者的基本情况，并且鼓励患者说出导致其现状的重大事件。通过对患者受影响的严重程度和病程长短的判定，界定患者为创伤后应激障碍。在其后的咨询中，治疗师通过让患者观看电影《爱德华医生》和心理对话的形式，纠正患者的错误认知——"是我害死了我男朋友"。

治疗随笔

根据本次心理咨询，治疗师帮助患者总结自身的特点。首先，患者为 24 岁成年女性，认知能力完整，但是存在强迫性思维和幻听。其次，患者过度自责长达 7 年之久，并且采用回避、退行、情感隔离等防御机制来保护自己。但是有求治欲望，希望开始新的生活。根据患者的特点，治疗师以患者为中心，采用认知疗法、心理动力学疗法和药物方法等来改善患者目前的情绪状态和思维方式。

　　第2次来诊　治疗前半程中，治疗师与患者探讨观看《爱德华医生》的感受，患者得出了和一般观者相反的结论：认为是哥哥害死了弟弟。如果不是哥哥撞到了弟弟，弟弟也不会死，这和患者自己的经历如出一辙。患者仍然认为男友是因为保护自己才失去生命的，但是在治疗师的引导下患者能够得出"不是姐姐直接杀死弟弟"和"没有和汽车约定杀死男友"的结论，并根据具体事例继续探讨其思维方式的问题。

　　以下是治疗师与患者的部分对话：

　　治疗师：你看了《爱德华医生》，能把感受给我们分享一下吗？

　　患者：我看了那个电影，我觉得是哥哥杀死了弟弟，要不是他撞到了弟弟，弟弟也不会死啊。

　　治疗师：哦？我没有想到你会得出这样的结论。一般人看这个电影会觉得"不是哥哥害死了弟弟，这只是个意外"。怎么你会这样想呢，我还真是没有想到。

　　患者：我就是这样想的，因为他撞到了弟弟，所以弟弟才死的。

　　治疗师：但是你觉得是他直接杀死了弟弟吗？

　　患者：（想了一会）不是，可是虽然不是他直接杀死的，但弟弟还是因为他而死的。

　　治疗师：嗯，我听到你有一些激动，你是想到了你和你男朋友的经历吗？

　　患者：（流下眼泪）我就觉得是我害死了我男朋友，他要不是为了保护我，也不会死，那个汽车本来是冲着我来的……

　　（沉默……）

　　治疗师：你和汽车约定杀死了你的男朋友吗？

　　（患者思考了30秒左右）

　　患者：没有。

　　治疗师：所以这件事情只是一个意外，你没有和汽车约定杀死你男朋友，这不是你的错。

　　患者：真的吗？

　　治疗师：对，这只是个意外，你是无辜的。

　　患者：我也知道这是个意外，但是我还是觉得是我害死了男朋友。

　　治疗师：我给你讲个故事吧。有三家人带着各自的孩子一起出去玩，一共有4个孩子。但是中途在玩的时候出了车祸，三家人最后只剩下了一家，而且其他3个孩子都死了，就剩下 1 个孩子。然后这个孩子的妈妈就担心这个孩子留下心理阴影，就带他去看心理医生。

治疗师：其实，本来也不是这个家庭的错，这只是个意外。

（患者思考了 1 分钟）

患者：（迷惑地看向治疗师）这是个意外，不是他们家把另外两家给害死的，是肇事车害死的。那幸存的小孩有心理阴影吗？

治疗师：没有，孩子检查完后发现很健康。

患者：大夫，我的药没有问题吧，都是稳定情绪和管睡眠的药吗？

治疗师：你要跟着我的思路走，不要岔开话题。

患者：我那时候要是死了的话，现在就没有这么多事了。现在就没有那么愧疚了，也不会伤害自己了啊！

治疗师：这是你思维方式的问题，你的思维方式是有偏差的。

治疗随笔

通过展现治疗师与患者的部分对话，我们可以看到，患者会反复陷入一种自责的境地，并且回避治疗师的问题（问及治疗师一些药物的问题），但是患者能在治疗师的追问下，意识到"姐姐没有直接杀死了弟弟""自己并没有直接杀死男朋友"。只是对于患者而言，直接面对和消除自己的负罪感仍然非常困难。因此治疗师主要采用认知疗法，纠正患者的不合理观念。在治疗的后半部分，治疗师通过角色扮演的方式，将自己带入男朋友的感觉里与患者进行对话，迫使其发生改变，使患者从心理真正面对和接受男友死去的现实。在这样的背景下，患者想要改变现状的欲望突然变强烈，并且多次问及要怎么改的问题。

患者：我姐姐也经常说我看问题的方式不一样，比如我俩看恐怖片，我都看恐怖片里出错的地方，因此不觉得有什么恐怖。但是我觉得这可能是我自身性格的问题，因为凡事我都往消极的方向思考。

治疗师：你为什么总往坏的地方想？

患者：因为我害怕。我先往最坏的地方想，如果最后不是最坏的，就可以接受。我思维方式不同的话，以后就不容易和别人相处吧。

治疗师：不能因为一件事情不好就觉得全世界不好。

患者：我如果遇到坏事情，就觉得全世界都是坏的，如果遇到好事情，就觉得全世界都是好的。我觉得我很自我，我不在意别人的看法，不需要别人理解我，也不希望自己能有多大的作为。

治疗师：其实你还是在意别人的看法的。在这个社会里，人是群居动物，不可能自己单独生活的。即便是小猫小狗也都希望别人喜欢它的，何况是人呢。

患者：那我怎么改啊？

治疗师：你听过"盲人摸象"的故事吗？其实你现在有一点像盲人摸象，每个盲人都按照自己摸到的样子来对大象进行解释。你不能用整体的眼光看问题，而且不能因为你是受难者就有权利保持灾难状态，你应该走出灾难，整体地看待灾难。

患者：那我现在应该怎么做？

治疗师：你要慢慢地一点点地来，抽丝剥茧一样。

患者：我要是想改变自己的极端想法，是不是要和别人多交流？我有个好朋友，也总是给我讲道理，但是我自己就是转不过弯来。

治疗师：我们的作用就相当于给你往正确的方向转半圈，但是你自己平时又可能转回去，这样不就白治了吗。

患者：最近我没有割腕的行为了，也不想死了。但是现在要是让我结婚生子的话我会觉得很困难，我觉得新认识的男人都没有我男朋友好。这7年来，我和别的男生多说话都会觉得对不起男朋友，而且因为男朋友说过喜欢自己的头发，所以我理发的时候都不想让男的帮我洗头。

治疗师：为什么不想结婚呢？

患者：我就是不想结婚。我觉得这是家庭的问题，我的父母也经常吵架，但是我希望我在结婚后不吵，我觉得没有别人能比我的男朋友更好了。

治疗师：嗯，我能理解你这种对男朋友深切的爱。但是就像美食一样，总是吃一种也会吃腻的，你可以尝试换换其他口味。

患者：现在很多人都是单身，都是不婚主义。我觉得感情是一辈子的事情，结婚在我心里非常神圣。

治疗师：其实两个人在一起相处就是感情的积累。感情好的时候，可以选择结婚生子。而如果真的有一天两个人感情淡了，在一起过不下去了，也可以选择离婚，没有必要一直过到老。

患者：感情好了就可以结婚，感情淡了就可以离婚吗？那如果离婚了还有爱吗？真是不能理解……那我要找个对象谈恋爱吗？可我并不感兴趣！

治疗师：这是因为你有了心理障碍，我如果是那个男孩，我就后悔救了你，还不如自己快乐地活着，救你是希望你能好好地活着，健健康康地活着，怎么能变成现在这个样子呢？

（沉默……）

患者：（带有哭腔）真的会后悔吗？那我要是和别人在一起的话，男朋友还会喜欢我吗？我要是喜欢别人的话，我怕他难受。他真的会后悔吗？

（沉默……）

治疗师：男朋友一开始看到你时，你是阳光灿烂的小女孩，像一朵花一样，但是现在你这朵花变得枯萎。

患者：我怕爱上别人会忘记男朋友。

治疗师：如果你不愿意男朋友二十多岁的生命终止在那里，所以你要替他活着，用你一个人的生命代替两个人活着。

患者：嗯，我理解了。但是我就是舍不得我男朋友，要是我好好的，我男朋友就不后悔了吗？

治疗师：你知道战友情吗？以前在战场上，幸存下来的战士就会替牺牲的战士好好活着。在心里记着他们，替代他们照顾家人，替代他们看看这世界的精彩。你也要替代你男朋友来好好体会这精彩的世界。

患者：知道了，我不想让他难受。

治疗师：如果你一直这样消沉下去，男朋友会很后悔的，你一定要赶紧纠正自己。

患者：（用力点头）嗯。可是就算没有他，我也不想结婚。

治疗师：这是你自己的自由，不过我希望你能慢慢调整自己。

患者：嗯嗯，我会努力改变的。

第3次来诊　患者独自前来，精神饱满，化了淡妆。患者能接受妈妈安排的相亲，但是心里最在乎的依然是男朋友。患者割腕的想法消失，心理负担减轻，但是还是有极端想法，比如说当父母问道"我们要是哪天死了怎么办"之类的问题，患者就会说和父母一起死。

患者自我评价较低，说自己是伪装善良，对周围的事情漠不关心。现在很怕壁虎，缺乏安全感，在枕头底下放了一把刀，脖子上不能戴项链，而且穿衬衣的时候领子不能系最上面的扣子。害怕去人多的地方，老觉得有人踩自己。

患者能坚持正常作息时间，睡眠很好。治疗师通过澄清和积极关注等方法帮助患者分清对其男友的感情，引导患者从过去的感情中走出来，鼓励患者转换自己的思维方式并开启新的生活。

以下是部分治疗片段：

治疗师：你今天好漂亮啊，很有气质。

患者：（不好意思地笑了笑）谢谢，我今天化了淡妆。

治疗师：真的很漂亮。

患者：谢谢。我最近的情绪很好，比在医院的时候好。

治疗师：听你妈妈说你去相亲了，是吗？

患者：嗯，是的。

治疗师：那你和他相处得怎么样啊？

患者：还行吧，不过我妈妈说他爸爸有点精神问题，不让我和他来往了。

治疗师：那你是什么想法呢？

患者：不知道，没想法，我妈妈说不愿意就不来往。

治疗师：你能接受，但是不主动。

患者：嗯，对。

治疗师：你看你的前男友还没经历过什么，你要替他享受生活的美好，用你的眼睛代替他看世界。

患者：嗯。

治疗师：你现在基本上这么想了，但是就是不够积极。不过我看你QQ空间里的内容还是挺积极的。

患者：就是有时候情绪转换有点快。

治疗师：那是怎么转变得快呢？

患者：不知道。

治疗师：但是你妈妈爸爸挺理解你的。

患者：嗯，而且盯我盯得挺紧的。

治疗师：怎么盯？

患者：每天来我屋里看好几眼。

治疗师：那你做其他事情时，比如相亲时候也会这样盯着你吗？

患者：我以前一说相亲就会反感，现在不会了，但是没有那么主动而已。现在也不割手腕了，好像有点懒得割了。

治疗师：你体会一下是懒得割了还是接纳了这件事情。

患者：我觉得可能是没有那么大的心理负担了，就不想割手腕了，对，不那么生气了。以前相亲的时候，我都是白天相亲当天晚上就和人家说清楚，就说不合适。但是这个相亲对象的话我虽然也不怎么爱搭理人家，但是也和人家说了两天，直到我妈妈打听到人家父亲有精神病，妈妈不同意，我才拒绝了这个男的。我还是觉得男朋友是我最重要的人。

治疗师：他可能是那个阶段比较重要的。你需要去经历不同阶段的不同人。

患者：我觉得自己的脾气比较古怪。

治疗师：你们真正相处有几年？

患者：四五年吧。我十一二岁的时候特别小，他就像我亲哥哥一样，特别护着我，让着我。

治疗师：你觉得你们两个之间是亲情还是爱情？

患者：亲情吧。

治疗师：你们之间有过接触吗？包括身体的接触。

患者：没有，他喜欢刮我的鼻子，摸我的头。就因为他喜欢摸我的头，我才不让别的男的帮我洗头。

治疗师：失去的总是最好的。

患者：对，就是这样。他对我特别好，因为连我爸爸妈妈也吵架，我就觉得再也不会遇到一个像他一样，不和我吵架的人了。我宁愿和他一起死，也不愿意最后就剩我一个人，我很害怕。

治疗师：你为他埋葬了很多东西，你还需要生活，也需要男人的保护。

患者：我爸爸妈妈有时候也说我们要是死了怎么办。我就和他们说，那我就和你们一起死。

治疗师：那我们现在又回到了原来那个死的问题。

患者：我就是害怕。

治疗师：两个人相处有吵架的时候，也有甜蜜的时候。

患者：嗯，我闺蜜就是那样。甜蜜的时候很好，吵架时候就摔手机，都摔了好几个了。

治疗师：那时候有这样一个男孩为你，肯定是感受到了你的美好。

患者：我现在觉得自己是伪装善良，以前就是那种傻善良，现在感觉对好多事情都漠不关心，心狠了一点。我姐姐也总说我心狠，做事很自我，不为别人着想。感觉这两年一直在伪装着自己，就是因为伪装所以压力大。看着挺善良，其实心理可阴暗了。

治疗师：是你自己躲在黑屋子里不出来。

患者：可是很安全啊。

治疗师：可是你这样活得一点都不精彩。

患者：我妈妈之前发现了一个壁虎，我特别害怕，睡觉之前把被子抖了好几遍，我觉得哪里都不安全，壁虎的尾巴能把我吓死。

治疗师：害怕壁虎和那个车有关吗？

患者：不是，是小时候男同学老往我书包里放壁虎。

治疗师：小壁虎有什么害怕的，你辨认一下是盲目害怕还是因为别的原因。

患者：我一闭上眼睛就想到壁虎，太可怕了，有时候一进屋就会四处看有没有壁虎。

治疗师：像一般的小女孩都会怕蛇这样的动物。

患者：我不怕蛇，我在枕头底下放了一把刀。而且我脖子上面不能戴项链，不知道是缺乏安全感还是别的。那种高领的衣服我穿着就难受，穿衬衣的时候领子不能系最上面的扣。不能去人多的地方，公交车上也是一样，老担心人过来踩我，我觉得脑袋嗡嗡的，就想一个人待着。

治疗师：你就在自己的感觉里，别的正常女孩都不怕。

患者：她们不害怕壁虎吗？

治疗师：不怕，它是益虫，就是长得恶心。和青蛙一样，就是长得难看，其实它们都是益虫。

患者：我就是害怕，我觉得在柜子里睡觉最安全。

治疗师：你在柜子里是安全了，但是你与世隔绝，有一种苍老的感觉。

患者：那我怎么改？

治疗师：外界的事情和壁虎都没什么可怕的，路上的汽车发生几起交通事故也很正常。你知道白毛女吗，躲在洞穴里生活，你现在不就像白毛女吗！

患者：那这么说的话，我现在比以前也好点儿了。我以前都不拉开窗帘，现在每天清晨拉开窗帘。而且早上六点起床，出去遛狗，以前都不会这么早起床。就是现在去人多的地方还是害怕。

治疗师：嗯。

患者：我妈妈现在让我学美甲。原先如果妈妈让我学一些东西，我就不想学，因为我就觉得我要死了，我快要死了还学什么东西啊。

治疗师：这又回到了之前我们说的生和死的问题。

患者：他在等着我。

治疗师：他在另一个地方等你，他等你是虚拟的，而你在现实中生活着。

患者：那如果我以后遇到一个人，可以接受吗？

治疗师：可以啊。

患者：也就是说我也可以喜欢着男友，但是如果有人对我特别特别好的话，我可以接受他是吗？

治疗师：但是你也需要对别人好啊，人都是真心换真心的，不能总是让别人来付出，你也要付出啊。

患者：我就是需要别人对我特别特别好，我才能和他在一起。而且我觉得如果我相亲了一定要告诉他，我现在还是会给他写信。

治疗师：你们之间的爱情是可歌可泣的。

患者：如果我告诉我未来的丈夫，他会理解我吗？

治疗师：有一种男人，是你告诉了他，他可能会觉得这个女孩这么美好，这么真诚。你看过电影《非诚勿扰》吗？女主角陷入婚外情的漩涡里，可最后还是和男主角相爱了。虽然像是死过一次，但最后还是在一起了。

患者：是《非诚勿扰》吗？

治疗师：嗯。那个人就醒悟了，眼前的才是她值得爱的。过去的虽然美好，但是现在不能总在痛苦中纠结。

患者：我就是害怕，我就害怕现在对我好，以后如果不对我好了，我受不了。

治疗师：为什么对你不好了你就受不了呢？像其他的人可能说如果这个人对自己不好了会找一个其他对自己好的人。

患者：会这样吗？

治疗师：一般人会是这样。你要去寻找能让你快乐的人，逐渐高兴起来，像以前那么开朗阳光。我之前看到过一句话："我希望躺在向日葵上，向着阳光。"

患者：我的第一反应就是，晚上要怎么办？

治疗师：晚上会有余热啊，还有你自身还有能量。

患者：哦，我最近睡眠挺好的，早上早起遛狗也能坚持，也没有原来那个自暴自弃的劲了。现在也能认识别人了，就是觉得自己心眼小，放不下那么多人。

治疗师：人都是经历了许多事情，才会把心眼撑大。心理学的人际关系理论中说到，真正的朋友会很少。而且，你要找一个最亲密的人，朋友都是你外围世界中的人，你的爱人才是你最亲密的人，和你过一辈子的人。你现在就是心里老占着另一个人。

患者：嗯，对。每个人都有自己的过去，所以我还是得找一个新的男朋友是吗？

治疗师：你需要最亲近的人。

患者：嗯，确实是这样。

治疗师：我们很高兴看到你的转变，你的状态比我之前看到的时候好多了，而且这次可以看到是化了淡妆，这说明你对生活有热情了，注重自己的外貌。希望下次能听到你说和其他男人发生的趣事，而不是重复说你的男朋友好吗？

患者：嗯，好。

治疗随笔

这次咨询中，可以看到患者的进步。从治疗一开始，治疗师用积极关注的技术，及时关注到患者的变化，这样的变化首先体现在外表上。这说明患者在上次治疗回去后，从心里认同了治疗师所说的话，并在行动上发生了改变。然后，治疗师与患者进一步探讨其最近发生的变化和想法，纠正患者的不合理认知，引导患者勇敢开启新的生活。患者经过治疗出院，三个月后开始到外地打工，一年后随访还是没有男朋友。她认为是因为没有合适的，并不再排斥其他的异性接触。

案例 5：

失去的安全感

【基本情况】

患者，女，18 岁，高二学生。主因学习压力大，出现强迫症状（强迫询问），情绪不稳定，在躁狂和抑郁情况下均伴有幻觉和妄想症状。

【来访形式】

父亲伴诊。

【患者陈述】

我现在学习压力很大，对什么都提不起兴趣，遇见一点小事都想哭，而且控制不住地一直问医生，我到底得了什么病，我的病会不会好，要什么时候才能好之类的问题，医生说这是我疾病的症状。我觉得我的家人要害我，家里的饭菜都有毒，现在不敢在家吃饭、喝水，只在外面的饭店吃饭，喝外面买的矿泉水。上学时我总是感觉别人偷拿了我的东西，不能进行正常的社交活动。

【个人史】

患者自小与父母生活在东北，但其母亲性格不好，控制欲强，很强势，常常对患者发脾气，尤其是其父亲不在家的时候会训斥患者。其母亲常常给患者灌输学习好才是好孩子的单一价值观，患者与母亲沟通很少。患者初三的时候，其父母夫妻关系极度紧张。父亲从东北到青岛工作，离开四个月后，患者总觉得晚上放学回家有人跟踪她（事实上没有），怀疑家里人要把自己送到精神病院里。在与人相处的过程中，常怀疑别人拿自己的东西。不敢参加考试，但是考试结束后，看到成绩很好也很高兴。学业不及格的时候想过自伤和自杀，但是没有行动。后来由于压力太大，心态调整不好，初三休学一年并进行重读。

上高中后，患者上课常常不能集中注意力，并且不受控制地想一些不着边际的事情。和同学不能相处，对有不同颜色的两种商品选择困难，而且疯狂购物。辍学后在一家英语补习机构就读，在学校里面，患者和校长说自己的爸爸和奶奶是毒贩。去医院检查后住院 20 余天，出院复学后将书丢失，怀疑是有人偷她的书，与别人发生争执，并把其说哭。和爸爸旅游散心后，突然觉得爸爸不是自己的爸爸，是别人的爸爸。开始不喝家里的水，很警觉，怕家里人给自己下药，而且总认为自己很有钱。曾出现幻听，会听到小猫、小狗的叫声。

目前，患者的父亲和其新女朋友生活在一起，患者跟随父亲生活。

【家庭关系】

与父亲关系融洽，与母亲关系紧张，觉得母亲对自己过于严苛，与继母及继母的儿子关系良好。

【辅助检查结果】

SCL-90 量表：199 分，抑郁因子高分。

【访谈印象】

患者存在明显神经质的人格特征，情感在躁狂和抑郁情况下都有幻觉妄想出现，边缘型人格障碍的特点不充分。经住院治疗和几次心理治疗后，患者情绪明显好转，开始纠正对一些问题的看法。但在某些细节问题上显得过分认真，钻牛角尖。情感表达低于自己的年龄，仍然有强迫询问。

【诊断】

①强迫性障碍；②双相情感障碍。

【治疗方案】

心理治疗：整合式心理治疗。

药物治疗：丙戊酸钠，口服，每晚 1 次，每次 200mg；苯海索，口服，每晚 1 次，每次 4mg；帕利哌酮，口服，每晚 1 次，每次 18mg。

【心理治疗】

<u>第 1 次来诊</u>　因为是患者住院后第一次心理治疗，主要是了解患者目前的心理现状和其家庭情况。治疗师使用无条件积极关注、鼓励等多种心理治疗技术，与患者建立良好的治疗联盟，鼓励并认真倾听患者的叙述，分析谈话内容，了解其症状产生的根源。

患者是高中生，从小被母亲严格管教，只喜欢学习，以及学习所带来的成就感。学习之外没有其他的兴趣，惧怕母亲，有时候会把自己关在房间里不出来。随着年龄的增长，这样的教养方式不足以支撑患者继续高中的学习生活和与同学的相处。加上患者性格内向，不好交往，学习压力大，因而出现了一系列症状。患者存在明显的强迫倾向，表现为强迫询问自己的病情，反复询问医生我得了什么病和能不能好的问题。患者能清晰地叙述自己在住院治疗后的变化，表达清晰，自知力部分完整。但是情绪不稳定，情感脆弱，依赖父亲，谈及自己的病情时甚至大哭起来。

以下是部分治疗片段：

患者：医生，我是什么病啊？

治疗师：你先说说你最近感觉怎么样。

患者：我觉得我这两周比以前更外向开朗，想法没有那么极端了，交往时更加自然。我以前就是比较闭塞，不愿意和老师同学们交流。不过我以前的性格就是这样，比较内向，好像有一些社交障碍，对外界的感知能力比较差，遇到常见的社交就会蒙圈，而且我很小的时候就不愿意和别人交流。入院治疗后，我能想明白很多以前不能明白的事情，而且我很多事情都是想得多做得少，所以我今天想了解我到底有什么问题。

治疗师：你一定要纠结于自己到底得了什么病吗？

患者：也不是，我就是想问。

治疗师：嗯，那你继续说。

患者：我现在读高二，有时候上课注意力不集中，上课容易走神，想些不着边际的事情。医生，我现在得了什么病啊？

治疗师：嗯，继续说。

患者：我学业不及格的时候想过自伤和自杀，初三休学了一年，不过没有行动。我没有特别兴奋的时候，喜欢听歌、交响乐，不过印象最深的交响乐我忘记了。我现在很焦虑，焦虑这个病好不了，现在有定论了吗？我有一段时间特别疲劳。我是什么病呢？是不是什么障碍？

治疗师：还有吗？

患者：我有的时候情绪很低落，就是哭，不想说话，这个能治吗？我觉得自己抑郁好几年了，我觉得压力挺大的，而且是我自己给自己施加的。我想出国留学，觉得自己应该出人头地。我还想学习金融，但是我的数学成绩一般。我做事都没有很强的目的性，就是感兴趣，我这个病可以治？我想把病治好，想出去，恢复学业。

治疗师：嗯，我基本了解了你的情况，我请爸爸来谈一下好吗？

患者：嗯，好。

父亲：她妈妈比较歇斯底里，对孩子也比较严格，常常训斥孩子，有时候把孩子吓得不敢出屋，叫她也不出来。她妈妈控制欲很强，平时我在家就管着我，我不在家就专门看着孩子。

患者：医生那我这个确诊了吗？这个能治好吗？大概需要多久啊？

治疗师：你这个大概要两三个月吧。

患者听到这里就哭了起来，紧紧抓着爸爸的手。通过这次访谈，基本了解了患者的情况。患者情感脆弱，而且由于母亲过于强势的性格和单一的价值观对患者的学习观有很大的影响。但是其父亲对于患者来说是一个很好的支持系统，患者的父亲包容，并且无条件支持患者，给患者提供了一个宽松的心理环境。

第 2 次来诊　患者的情绪稳定，患者诉自己的很多想法发生了变化，能意识到自己之前的病态想法，并能意识到母亲的强势性格和在婚姻中的过错，但是仍然担心自己的病情，钻牛角尖，希望能够出人头地的想法没有改变，希望自己能够有一天出国去留学。

以下是部分治疗片段：

治疗师：这次感觉怎么样啊？

患者：我最近感觉想法发生了很大的变化，现在感觉自己以前有很多病态的想法，之前认为家里人和学校的人都对自己不好。我以前很难融入群体，没有办法和别人接触。我知道不能把错误压在别人身上，也不能把错误压给自己，我觉得妈妈是过错方，很强势，但是我知道她是爱爸爸的，只是表达方式不好。我觉得妈妈想法很狭隘，所以我也受到了影响。在我成长的过程中，没有一个很好的模板，我有时候对自己的定位迷茫，现在就是觉得有病就治。

治疗师：还有吗？

患者：要是我的病治好了，就能和别人一样了，我觉得我在很多方面都缺乏和别人沟通的能力。我现在怎么办呢，我想去复读，可是我担心时间问题。我觉得学习是通往成功的必经之路，不能学习好、不能出国就很失望。我以前还有自己的兴趣，但是后来受妈妈影响，沉浸在自己的世界里不能自拔，比较封闭。我现在是边缘型人格障碍吗？

治疗师：（没有直接回答她的问题）你现在还没有很让人反感的东西，你能意识到自己错误的想法，这已经很好了，而且你之前出现的幻觉，可能和当时的心境相关。

患者：嗯。

治疗师：不要给学习增加太多的附加值，要注重过程，练就一种良好的心态，学习如何与别人相处，如何打扮自己。

患者：那我现在学习还来得及吗，我现在还有什么需要迫切改变的问题吗？

治疗师：当然来得及，你就做一个快乐的女孩就好了，重新做一回女孩，人生就是酸甜苦辣。而且你爸爸特别爱你，你爸爸因为有事情不能来看你还挺失望。

本次的心理治疗中，患者表达清晰，情绪稳定，能够看清自己的问题所在，体会亲人对自己的爱。但是仍然存在强迫询问的症状，有钻牛角尖的现象，不能客观地为自己制定未来生活的目标。因而本次的治疗目标是要在很长一段时间内，让患者能够认识到自己的不切实际的目标，转变其思维方式，帮助患者在现实生活中建立切实可行的目标。

患者：为什么我才住了三周就有这么大的改变啊？

治疗师：那是因为你遇到了好的医生，药物治疗和心理治疗相结合，这样对你来说是最好的。

患者：哪个占主导作用呢，是药物治疗还是心理治疗？我有时候总拿一件事情说事，现在感觉好多了。

治疗师：你看那个拉磨的驴，就一直低着头向前转圈，它的眼界就是这个样子。不要局限在这个驴的眼界里，但是眼界也不要太高，不能给自己制定过高的目标，现在住院期间，要学习力所能及的内容。

患者：嗯，对。

治疗师：生活就像闭着眼赶大车，赶到哪算哪，只要生活得快乐就好了。

患者：我就是心气太高了是吗？

治疗师：假如你就是个小牛车，千万别提速。

患者：那我以后还能出国吗？

治疗师：我留过学，国外真的是好寂寞，那种环境需要独立能力很强的人才能适应。阿姨觉得你应该考虑的是独立在国外学习和生活过程中可能遇到的困难，因为任何事情都需要自己打理。如果你愿意的话可以在国内读完大学，再尝试去国外玩或者去学习。

患者：我会好好考虑的。

治疗师：而且你的思想包袱要放下，不要给学习增加这么多的条条框框。

患者：嗯。

第3次来诊　患者此次前来，症状明显减轻，对治疗满意，但仍然担心两个问题：所患疾病的名称和自己是否能出国留学，情感表达低于自己的年龄。经过认知调整，患者接受了自己思维方式中存在的问题，愿意继续治疗下去。

部分治疗片段：

患者：最近心情舒畅，不再钻牛角尖了。觉得最主要的是改善人际关系，我比以前会交际了。要不您问问我，我回答试试。

治疗师：刚才我还是听到你问我到底是什么病，你觉得很重要是吗？

患者：嗯，是！

治疗师：对于你来说，其实诊断不重要，而且一般的人病情越重，越不愿意说自己有病。

患者：那我到底是什么病啊？

治疗师：我们上次谈过这个问题，这是你的性格问题。诊断是医生分类用的，没有必要太纠结这些。

患者：性格问题？可能我就是纠结，就是克制不住自己那么想。这需要药物治疗，但是也需要心理治疗是吗？

治疗师：我们心理治疗是要把你往外拽，但是你不能再自己转回去了。

患者：嗯，明白。

治疗师：那你以后怎么应对这一类的问题。

患者：就是别老担心。

治疗师：你的思维方式就是总追求确定感，一定要知道到底是得了什么病。

患者：嗯，对。现在就是怎么样把我自己从过往的事情中解救出来。

治疗师：那是你自己的事情，我就是把我看到的告诉你，告诉你怎么做。但是你的思维方式，像做衣服一样，就看你怎么去加工它了。

患者：我以前总是纠结过去的事情，这是病态的吗？

治疗师：我之前接触过甲状腺上长了一个结的人，做了切除手术之后又长出来了，而且很有可能是癌，但是她没有每天想着这件事，还是该做什么就做什么。她的信念就是把心放大直到把痛苦包下。但是如果你经历了这件事情的话，你肯定会一直担心，会一直纠结。

患者：嗯，对。

治疗师：不要给自己那么大的压力，做你想做的事情就可以了，而且要现实。比如说你之前说出国留学，对你来说这就是不太现实的。

患者：嗯，大夫那我现在怎么办？

治疗师：现在最适合你的就是选一个适合你自己的学校，双方都同意就好，不是说你想去哪里就去哪里。

患者：我是那种没能力的。

治疗师：你不是没能力。你成长得不顺利，要多给自己一些时间。

患者：您是说改变自己的思维方式吗？

治疗师：当然需要改变，你就是思维加工方式的问题。

患者：嗯，那我除了需要解决思维方式的问题还需要解决什么问题？

治疗师：你能改正这个就很好了。

患者：大夫您觉得我现在怎么样啊？

治疗师：你是想从我这里得到一些肯定是吗？

患者：也不是。如果我现在是想从您这里得到肯定，您能肯定我一下吗？

治疗师：当然能啦，但是我们得一直推着你向前走。

患者：嗯。

治疗师：嗯，期待你进一步的改变。

第4、5次来诊　患者这两次独自就诊，能清晰回忆出上次治疗的主要目标及内容，心情明显变好，而且做事有动力了。但仍然存在强迫询问的症状，对治疗师存在一定的依赖，希望其为自己制定下一步的目标，希望得到他人的肯定。

患者：我觉得我这次好很多啊，不再出现神经质的状态了。上次我们说的是要建立合理的目标，要上一个适合自己的高中，不能总想出国的事情。我现在能克制住自己不能老想这些冗杂的问题了，行为有些转变，不再想那些没有意义的事情了，比如能不能上学和工作。我心情好了，对以前和现在的看法不太一样了，更有动力了。那我今天要建立怎样的目标啊？

治疗师：你要建立切实可行的目标，比如你现在休学半年，想过在休学期间自己的功课吗？

患者：嗯，我想学托福。

治疗师：你学托福还是想出国吗？你现在需要学习一下学校的课程，这样你以后回去也可以跟得上啊。

患者：嗯，我现在能出院吗？

治疗师：现在还不能。

患者：我希望我想法上再端正一些，改善现在的想法。我现在觉得以前的事情都不算事，想重新再来。

治疗师：那你托福的事情呢？

患者：我想补上以前落下的课程，这是我现在能做的事情。那我两年以后能不能出国啊？

治疗师：其实我之前和你说过好几次，在国外读书其实是很难的，我在国外什么事情都要自己准备，钱要计算着使用，饭也都是自己做。我觉得你可以在国内先读完高中，而且国内的大学也很不错。

患者：大夫您觉得我的病情有好转吗？

治疗师：有明显好转。

患者：我也觉得自己的治疗挺成功的。那出国哪个地方比较好啊，我还有其他的地方需要改正吗？

治疗师：你现在可以复习一下你高中的功课，对你来说出国还太遥远，你先拿到一个高中毕业证最重要了。

患者：嗯，对。

第6次来诊　在本次治疗中，患者表示自己病情好转，和治疗师探讨了自己的亲生母亲，患者意识清晰，表达了对亲生母亲的不满和害怕。但是能在治疗师的指导下明白可以转变和母亲以及周围人的相处方式。

患者：我下周可以不来心理治疗了吗？

治疗师：为什么啊？

患者：我觉得我自己好多了，就是还有强迫，我在想自己到底是回去念九年级还是跟着学托福。

治疗师：你是不是有点一根筋，念书和学托福也可以同时进行，这并不矛盾啊。而且事情是变化发展的，你可以把你想做的事情和应该做的事情结合起来。念书是你应该做的事情，托福是你想做的事情。

患者：嗯，我还有哪些需要改正的问题？

治疗师：你觉得你还有哪些问题需要改进啊？

患者：需要为别人着想吧，我知道要为别人想，可是我不想回去看生母，我觉得她很吵，歇斯底里，我怕她。

治疗师：她对你的教养方式有一些不太对，但是你可以和她保持联络啊，毕竟是亲生妈妈，你说呢？

患者：以前我老觉得要学习好，学习好才能考好大学，考上好大学才能有好工作，不然以后我的孩子也会没有好的前途。

治疗师：你也可以多交一些朋友。

患者：嗯。

治疗师：尽量不和母亲起正面冲突，你可以和母亲和平相处。先和母亲共事，再和母亲共情。

患者：我现在就是不应该只有一个目标，要建立多元化的价值观，为自己建立切实可行的目标，学会和周围人处事。

第7次来诊　患者陈述最近很好，叙述了这周主要做的事情，并且继续了以前的兴趣爱好。患者能清晰认识到生母给自己带来的影响。并通过积极的行为来逐渐调整自己的心态，更加懂得表达自己的情感。但是患者的社交行为并没有增加，故建议患者积极进行社交，多结交和自己年龄相仿的朋友。

部分治疗片段：

患者：我最近很好，这一周我在准备补课，能复习功课。我想培养一些兴趣爱好，我以前很喜欢画画的，最近我在接受全英文授课。

治疗师：嗯，这很好。

患者：那我怎么学习才能把课程补上去呢？

治疗师：你说呢？

患者：其实有时候我询问问题只是为了满足自己内心的不安，我就是习惯性没安全感，只要是不学习就没有安全感。我真的特别希望把自己的强迫症状消除了，不想反复纠结于一个问题了。

治疗师：你可以通过做一个决定来避免纠结吗？

患者：嗯，可以。我希望能改正自己的小毛病，比如强迫和不自信。

治疗师：那你怎么提升自信呢？

患者：我觉得可以通过好好学习，认同自己，建立良好的社交关系，摆正心态。

治疗师：还有呢？

患者：需要设立一个现实的目标。我觉得我病好了以后思维敏捷了，觉得以前的想法很可笑，不切实际，我现在更会表达自己的情感。

治疗师：你现在心理恢复得非常好，感觉你突然明白了好多事情，就像突然长大了一样，很高兴能看到你这样的成长。

患者：谢谢医生。

治疗随笔

> 该病人有强迫性人格特质，且情绪有环性变化，故诊断为双相情感障碍，即使诊断明确，在经药物治疗患者情绪稳定后仍然可以进行心理治疗。在本案例治疗过程中我们看到原生家庭中父母关系对孩子的影响。

案例 6：

万物化声

【基本情况】

患者，女，14 岁，初二学生。主因入睡困难，情绪低落，易激惹、焦躁，强迫思维、强迫行为 3 年，加重 1 年余。

【来访形式】

母亲伴诊。

【患者陈述】

我目前情绪很不好，感觉生活没意思，偶尔会掉眼泪。考试前焦虑，考试时总感觉身边有人在指导我，考完后我会反复询问母亲我能不能考好，我很担心成绩不好。

而且经常听到别人说我是男生,说我乳房发育是胸肌。听到尖锐的声音就感觉心里烦躁,看到尖锐的东西就害怕会扎到我。我走路时会强制自己按照地砖花色走。写作业时必须按照统一的格式,反复修改每一个字。明知道没有必要但是自己控制不住,感觉脑子里有个声音要求自己做一件事。

【个人史】

患者足月顺产生,从小与父母一起生活。父母教养比较严格,与患者思想交流极少。幼儿园时被老师强迫喝萝卜水,喝不完不让出去玩,常因不愿意上幼儿园被母亲打。从小学四五年级开始,患者自诉有一个声音对自己说话,经常把自己的想法说出来,自己想不到的也能说出来。有时候这个声音会莫名其妙地让自己去摸女生的头发,有时候会让自己捡树叶。这个声音不是外界的,是自己脑子里出现的声音(假性幻听)。患者诉从父母那儿得不到安慰与支持,对父母存在不满与防御。患者 7 岁时在儿童医院诊断为抽动症。

【家庭关系】

患者父亲患抑郁症、惊恐障碍。母亲教养比较严格,与患者思想交流极少,多以批评、反抗为主。患者与父母关系亟待修复。

【辅助检查结果】

汉密尔顿焦虑量表:总分 24 分,说明存在明显焦虑情绪。

汉密尔顿抑郁量表:总分 24 分,说明存在明显抑郁情绪。

Yale-Brown 强迫量表:总分 26 分,说明存在严重强迫症状。

【访谈印象】

患者意识清晰,定向力完整,接触被动,言谈切题。语音低,语速慢,语量少,思维迟缓,可引出假性幻听的精神病性症状。存在强迫思维,强迫行为。对自己的病情有一定的认识,自知力部分存在。表情自然,情绪稳定,情感反应协调。

【诊断】

童年期情绪障碍。

【治疗方案】

心理治疗:整合心理治疗。

药物治疗:盐酸舍曲林片,口服,每早 1 次,每次 25mg;奥沙西泮片,口服,每日 3 次,每次 15mg。

【心理治疗】

第 1～3 次来诊　根据前三次的咨询与面谈,患者主要有以下特点:首先患者女孩,14 岁,正处于青春期,认知能力较为完整,属于强迫型人格;其次,患者追求完美,注重结果,有较高的求治欲,但总觉得缺少动力坚持,体验痛苦;第三,患者的父亲既往有焦虑和抑郁障碍病史，家庭教养方式严厉，和母亲之间缺少沟通，多以批评、反抗为主，属于高情感表达家庭。根据患者以上特点，治疗师确定了以患者为中心的指导原则，主要使用认知疗法、心理动力学疗法和家庭疗法以改善目前患者的情绪和行为异常。

通过前三次治疗，治疗师与患者建立了良好的咨访关系，掌握了患者的真实情况。治疗师充分利用共情、尊重和真诚、温暖与关怀等心理治疗手段，取得了患者的充分信任。治疗师通过与患者充分交流，鼓励其表达自己的想法，了解到对其影响较大的生活事件，探析患者症状及心理问题的联系。并分析患者成长的家庭环境，了解其症状产生的根源。

第4次来诊 患者诉目前有个男性的朋友，希望自己在他心中是完美的。患者是一个成功欲望很高的人，看重名利，希望活在别人的赞叹里，可见患者求得认同感的欲望极强。患者在和母亲关系方面充满防御，认为母亲总是强迫、批评自己。

在此次治疗中，以患者的强迫性人格特征和急欲求得认同感为主要问题，运用认知疗法让患者意识到自身的人格特点，并帮助患者更多地去关注事件发展的过程，改变其不合理认知。此外，患者无意识的应对方式是不恰当的，过度防御损害了患者体验情感的能力，甚至转化为许多强迫症状。因此治疗师采用揭露法使患者意识到自己不恰当的应对方式，使其防御方式意识化。治疗师鼓励患者主动与父母沟通，同时建议母亲多给予患者支持和接纳，修复家庭关系。

第5次来诊 患者分享一周的成长过程：虽然与母亲仍有争执，但开始尝试与父母沟通，因家庭关系不良引起的内心冲突开始缓解。和别人交往的过程中，做不到条理清晰，落落大方，总是感到很仓促，有一种卑微感。

患者在盲目自恋与自卑间跳跃，忽略了学习的过程，太过在意结果，目的性太强。治疗师为患者布置家庭作业，主要任务是减负，不要有太多的目标。

第6、7次来诊 患者诉与男性朋友差距较大，担心以后不能在一个学校。患者为"如何成为第一"和"不被别人赶超"感到焦虑，迫切地寻求快速提升方法，但动力维持不好。在人际关系方面，觉得和朋友相处的时候，言谈举止会比以前开放，但在意自己是不是不太淑女。患者性取向越来越清晰，开始对男同学感兴趣，成功欲强。与母亲关系得到改善，在咨询过程中，使用认知疗法继续改变患者的不合理信念。

第8~12次来诊 继续使用认知疗法、心理动力学疗法改善患者症状，让患者主动分析自己心理成长的历程。引导其坚持下去，坚定信念，使其成为主动管理自己心理的人。

治疗随笔

强迫症的案例在临床中见得很多，但是强迫观念转化成声音的案例极少见，容易被误诊为精神病，经过心理治疗和药物治疗相结合，患者的症状消失。同时心理治疗也给患者心理成长的关键期提供了很好的心理帮助。

案例 7：

别人的眼光

【基本情况】

患者，女，23 岁，大四实习生。主因人际关系问题前来就诊，患者人际关系敏感，情绪低落。

【来访形式】

单独就诊。

【患者陈述】

我就诊前对于我的问题和症状都做了一定的整理。具体问题如下：第一，人际关系困难。在一个群体内总怕自己不如别人，羡慕别人，特别在意别人对自己的看法，总需要得到别人的肯定。第二，自信心缺乏。不自觉地拿别人的优点与自己的缺点相比，总是只看到别人的好，看不到自己的优点，和别人相处时常常会反省自己的不足和缺点。第三，敏感多疑，自尊心强，争强好胜，对事情要求完美。不愿意与比自己优秀的人接触，会感到压力和自卑。第四，容易自己孤立自己。（以上内容由治疗记录中摘录）

【个人史】

患者和弟弟从小关系不好，总认为弟弟比自己优秀，认为父亲对自己不认可。小时候妈妈常常指责患者，拿其与别人比较，心里十分委屈。高中时很压抑，来自各方的压力让患者觉得很黑暗。患者曾经将自己的想法写信告诉爸爸，但没有得到回应，很介意这件事情。大学期间，患者的业余生活很丰富，做事积极，会把自己的时间安排得很紧张。患者觉得自己是因为考研焦虑患的抑郁症，那时候就觉得别人的一个眼神都有敌意，很小的事情都会想很久。

【家庭关系】

患者父亲是医生，母亲是老师，有一个弟弟，小自己 2 岁。父母性格比较急躁，小时候常常被母亲指责。目前和父母关系很好，和弟弟关系不好，一年多未和弟弟联系。

【辅助检查结果】

SCL-90 量表：187 分，以焦虑和强迫分高为主。

防御方式问卷：均分 9.0。

【访谈印象】

患者人际关系敏感，防御方式过于敌对，常常自我否定，自尊心强，渴望得到别人的肯定和关注。

【治疗方案】

心理治疗：以动力学为主的整合式治疗。

药物治疗：草酸艾司西酞普兰，口服，每日 1 次，每日 20mg；丁螺环酮，口服，早、晚各 1 次，每次 5mg。

【心理治疗】

患者是本院的实习生，就诊时仍穿着白大褂，没有从工作的状态中摆脱出来。在被建议后，患者将自己的白大褂脱下，恢复一个简单的患者身份，逐渐放松下来。治疗师通过积极关注等方法鼓励患者说出自己的想法。

根据本次面谈，患者主要有以下特点：①患者为 23 岁青少年，意识清晰，表达顺畅，求知欲和倾诉欲望强烈；②人际关系敏感，十分在乎别人的看法；③防御方式过于压抑、敌对。将自己与他人对立起来，总想和别人一争高下，好胜心重；④目前的性格与其家庭因素有一定关系。

以下是部分治疗片段：

患者：我来到医院实习后，常常因为自己的工作能力不足而感到不舒服，我希望自己能特别优秀。

治疗师：嗯，谁都会希望自己变得优秀的，我能理解。

患者：要是我和别人打招呼别人没有回应我，我就会一直想着这件事，想他为什么不和我打招呼，是不是对我有什么意见。

治疗师：嗯。

患者：我总能看到别人的优点，看不到自己的优点，和别人相处时我总会反思自己的不足和短处。我不太容易相信别人，而且我和别人相处时总想让自己超过他们，要是不能超过他们就觉得自己特别笨，看到比自己强的人就会很自卑，不想和他们接触。

治疗师：嗯，其实你有没有发现你自己过于敏感敌对，你把自己和其他人对立起来了。你和比自己强的人难道不能正常相处吗？

患者：好像是，我就是不敢和比自己强的人在一起，我会自卑。

（患者情绪激动并流眼泪）

治疗师：嗯，我能理解你的感受。这和你的性格有关系，也可能和你的家庭有关系。我们想了解一下你的家庭，你能描述一下吗？

患者：小时候妈妈常常指责我，我犯了错误就会说我。而且我妈妈总拿别人家的孩子和我比较，让我很压抑，我受了很多委屈。而且我弟弟也不好，我曾因为看过弟弟的一本书，被他呵斥，以后我就不愿意和他说话了，觉得他对我有意见。

治疗师：嗯，那你有没有尝试过和他进行沟通？

患者：我和弟弟说了，也没有什么用，他也不改，还是那样。

治疗师：那其实可以说是他的错误，他的性格不好，但是你却因此很受伤。

患者：嗯，是。而且我以前在高中的时候尝试过和爸爸写信，说我对妈妈和弟弟的看法，可是我爸爸没有回应我，我特别介意这件事。不过我现在和爸爸妈妈关系也都挺好的，就是和弟弟关系不太好。

治疗师：嗯，那我大概了解你的情况了。虽然经过这么多事，可是你要继续生活下去，不能一直在这件事情里纠结。得学会调整自己的心态，调整自己的性格，主动和别人沟通。

患者：嗯。

在这个治疗片段里面，患者讲述了她和周围朋友们相处的方式，自己的家庭因素对其性格和处事方式的影响。患者常常自我否定，因而治疗师主要采用积极关注、温暖和共情等方法对患者进行鼓励和关注，并用认知疗法对患者进行纠正，鼓励其转变自己的不合理观念，重新对他人的看法进行解读。

治疗随笔

这个案例更像咨询案例，患者本身是医学生，有很好的依从性，同时有强烈的求治愈和自我修复能力，在医生的点拨下患者能反思自己。当然这类的心理问题也不是一次咨询就能解决的，但是患者可能因为时间、费用等各种原因而使治疗关系脱落。也可能是因为症状的缓解而选择终止治疗，所以治疗师不能单向作用于治疗关系中。

案例 8：

撕咬的小兽

【基本情况】

患者，男，高中学生。主因情绪不稳定，存在极端想法，极度压抑内心，上学困难。

【来访形式】

单独就诊。

【患者陈述】

我攻击性很强，自己咬自己之后有满足感，发怒时经常有想要撕咬他人的想法。我脑子里经常有跳楼自焚和虐待自己的想法，还想杀人的场景。我现在在一所中学寄宿，做事重复，精力消耗特别快。我情绪激动的时候会砸东西，有过两次焦虑急性发作。我现在情绪很不好，不愿意与别人交往，承压能力差，学习负担重时总有拼命逃出的想法。

【个人史】

患者陈述在成长的过程中，一直以为自己的内心住着一头野兽。从小学开始对于不想听的东西不能转移注意力，不自觉地做重复性动作。患者很小的时候就抑郁，将自己抑郁的原因归咎于父母对自己的不满意。父母总想让自己变得跟别人一样好，每周让患者上两次课外班。患者在 4～6 年级期间曾暗恋过一个女孩，他很想拥抱那个女孩，但一直不能表达，感觉非常痛苦。初中的时候，曾经藏了半瓶酒，但并未说明具体用途。患者一直希望有一个明事理的人能做他的老师，但找不到。

患者爱看《环球科学》杂志、《时间简史》和推理小说，喜欢幻想。觉得法律是多余的，认为应该有更高的关怀（但没说具体对谁）。半年前，患者开始出现睡眠多但是睡眠质量差的情况，烦躁的时候看不下去书，静不下来。经常不自主地想去纠正朋友和同学说话存在的漏洞。患者上周情绪波动较大，但基本能自控，曾经有过毁物行为。

【家庭关系】

患者的父母对其期待较高，交流较少，患者对父母存在不满。

【辅助检查结果】

SCL-90 量表：208 分。

青少年生活事件量表：109 分，负性刺激量 78 分。

【访谈印象】

患者依从性非常好，每次咨询都按时到来，对于不能够及时到达的情况会主动请假并且解释原因。患者曾经透露过自己内心的柔软和自身的美好，能够发现自己的优点。患者存在强烈攻击性不能释放出来的危险，每天在头脑中演绎杀人等暴力场面，经常用自恋型幻想和过度压抑的防御机制来应对生活中发生的重要事件。感觉患者外表与内心处于极度矛盾之中，经常在想象中满足自己的攻击性，而在现实中极度包裹自己。

【诊断】

冲动控制障碍。

【治疗方案】

心理治疗：以动力学方向为主整合治疗。

药物治疗：利培酮，口服，每晚 1 次，每次 1mg；盐酸度洛西汀肠溶片，口服，每天中午 1 次，每次 30mg。

【心理治疗】

第 1 次来诊　患者的依从性非常好，对于每次的咨询都能积极配合。在前几次咨询中与治疗师建立了良好的咨询关系，为掌握患者的基本情况打下了良好的基础。治疗师采用积极关注、共情、尊重、真诚和温暖等多种心理咨询方法与患者进行沟通，了解对患者影响最大的生活事件，鼓励其积极表达自己的想法，袒露心声。

在第一次治疗中，患者展现的是一个外表风度翩翩，说话温文尔雅但是内心攻击性极强，想法近乎残暴的形象。患者诉脑子比较混乱，存在极端想法，想要跳楼自焚和虐待自己，常常想要杀人。并且在发怒的时候想撕咬，发怒时背是弓着的，手屈曲，觉得自己内心住着一头野兽。患者存在社交回避的问题，不想过多接触外人，有一种想要拼命出逃的想法。对父母存在强烈不满，认为自己的抑郁是父母造成的。但是患者喜欢创造发明，喜欢与科学有关的东西，比如看到 3D 打印机就很兴奋。因此第一次咨询中，主要目标是治疗师通过与患者的沟通来更多地了解患者的想法，收集更多的信息。并且通过揭露法让患者意识到自己的外在与内心极度不匹配，使其能够接纳自己目前的情况，为下一次的治疗做好铺垫。

第 2～3 次来诊　患者陈述在没有学校逼迫的情况下，没有拼命想出逃的想法了，而且自己想要复习时，也可以冷静下来。在很小的时候就有撕咬的想法，上了高中以后才有了咬的行为。在咨询过程中，针对撕咬，治疗师与患者讨论了兽性的问题，并且分享了一段视频——关于伪科学家、伪科学以及成功之前所承受的，患者得出兽性会伤人伤己的结论。患者与治疗师分享了自己自由联想的内容：发现自己在一个偶然的机会上了电视节目，但是由于自己过于紧张、准备不充分，成了闹剧。可是患者自己不后悔，并且在节目上告诉人们我不后悔。患者追忆了在4～6年级期间暗恋女孩但并未表白的往事，透露了自己内心的柔软和自身的美好。这两次治疗，治疗师采用积极关注的心理技术鼓励患者发现自身的优点，提升其自信心。

第4次来诊　患者首先描述了上周的基本情况，上周因老师将自己的手机没收，并且要求自己做作业，一时控制不住，情绪发生了较大的波动。并且听到后桌的同学说话后，感觉很烦，想象自己用牙咬他的脖子。患者回家的路上控制不住地流眼泪，躺在地上哭了2小时。根据其描述判断，患者出现焦虑急性发作。这说明患者情绪不是很稳定，仍然存在较强的攻击性，而且满足其攻击性的方式仍然是想象，极度压抑自己。因此在本次咨询中，治疗师为患者建立的目标是让其学会在现实世界中寻找一个客体，投入到具体的现实中去释放自己的内心。

以下是部分治疗片段：

治疗师：这周怎么样啊？

患者：这周状态很不好，情绪非常不稳定，又出现了之前的症状。

治疗师：你之前不是情绪挺稳定吗？

患者：刚开始是，但是老师把手机收了，老让做作业，后来很烦，情绪抑制不住地冲向脑子。

治疗师：你现在按时吃药吗，减量没有？

患者：吃度洛西汀，没有减量。

治疗师：嗯。

患者：最近考了一次试，补习班的小考，没考好。而且我后桌总和男生说话，我特别生气。

治疗师：这次生气的时候有没有想象自己用爪子撕扯人家？

患者：这次没有，但这次用牙。我一听到他们说话，就很烦，就想用牙咬他。

（患者做出咬的动作）

治疗师：好像男人一般会用拳头揍人啊，为什么你的方式是这样的呢？

患者：我发现咬也是一种武器吧。

治疗师：你觉得撕咬和拳头有什么区别呢？

患者：我觉得撕咬更有兽性。

治疗师：其实我跟你相处有一点小压力，因为你说着听起来挺残暴的事情，但是其实你外表很温和。

患者：嗯。

治疗师：你那种外在的温文尔雅和内心的兽性很不沾边。

患者：积累起来的。我每次都是咬脖子，我觉得这样比较有效。

治疗师：可是一般只有像幼儿园的小朋友才用牙齿，成人的话一般用拳头比较多吧。

患者：我觉得是后来想到了牙也是一种武器。

治疗师：你多大的时候想的？

患者：高中的时候吧，忽然发现原来牙也是个武器。

治疗师：你想到牙是武器的话，那非得用吗？

患者：好问题，那必须得用啊。

治疗师：但是用这个的时候把你所有的善良都击碎了，而且这是小朋友的方式，挺幼稚，拿什么都咬一咬。你看有没有可能用搏击、跑步或者别的方式来发泄一下你的情绪？

患者：用了牙才更像野兽吧。

治疗师：你的这种内在的兽性可不可以用一种其他的方式，比如说有些人觉得自己力量不够会选择用刀子？

患者：刀我有，喜欢尖锐的东西。

治疗师：那你是不是喜欢这种兽性的表现，能够从中得到一种满足？

患者：不是，脑袋里面不舒服，头不舒服。好像只有在想象野兽的时候才有满足感。

治疗师：除了这种事，还有没有让你有成就感和满足的地方？

患者：满足的时候没有，就是有一丝回到以前对一些事情有美好向往的倾向。我忽然想看在大英博物馆达芬奇写的《哈默手稿》，达芬奇推测月亮阴晴圆缺是月亮的变化，得出太阳月亮和地球的模型结论。前天晚上，我好像回到了之前那种思考事情的状态。

治疗师：你关注的这些内容是一般高中生想不到的，这些是你对之前事情的延续吗？

患者：嗯，我更喜欢对未知的推测，看前人对这些事情的推测，想要从事有创造力的工作，因为这些会让我欣喜和满足。

治疗师：其实一般人的话不会总是探索未知的事情，会找当下自己应该做的事情，这才是一般人的思维。

患者：我没想现在的宇宙，我倾向于发明。

治疗师：嗯。

患者：我之前抑郁的时候也会想一些事情，我觉得生命不一定有那么长，应该迫切追求能够满足人的快乐和渴望的东西。而且犹豫了好多年，从初中开始。

治疗师：犹豫什么？

患者：先满足渴望还是走现实的路。

治疗师：最好的就是既满足现实，又满足渴望。有梦想和渴望是好的，但是别耽误了现实，一步都没有踏出，会遗憾。

患者：限制我的感受就想杀人，杀那些能够对社会起到惊醒作用的人。有时候想杀那些人，有时候想自杀，但是有时又觉得没用。

治疗师：杀和撕咬是女孩子看起来特别血腥的表达方式。

患者：我是看《电锯惊魂》才发现的，觉得这些能够刺激到我，让我的脑袋灵活，现在看这个已经比较麻木了。以前的承受力较不错，而且想看到这些能刺激我感官的东西。工作累了，看电影就可以达到一些活跃思维的目的。

治疗师：其实你有这些想法的话可以选择去解剖室。

患者：我不想看这些，还有气味呢。

治疗师：可以解剖、切割它们。

患者：很珍贵吧，我解剖它们会不忍心。

治疗师：说了这些你没有什么触动吗？你为什么在想象的世界里狩猎而不是在现实生活中？

患者：人，反对狩猎自己（狩猎的对象是人），客观地说不是在狩猎，而是在释放。

治疗师：你内心的攻击性很强，但是这种攻击性不能得到很好地释放，只能通过这种残暴的想象来释放。

患者：嗯。

治疗师：你要学会在现实生活中找一个客体，投入到具体的现实中去释放，不要总是用这种方式来满足自己。

患者：噢，那我试试吧。

在这一次的治疗中，患者与治疗师进入到一个比较深入的阶段。患者将自己的内心更多地暴露给治疗师。治疗师与患者的交谈从其症状开始逐渐深入到原因，并且将自己的感受讲给患者，利用治疗师自身的反移情来推动治疗的发展，引导患者脱离自己的想象，与现实结合，将自己的合理欲望发泄出来。

<u>第 5 次来诊</u>　患者诉自己的情绪稳定多了，仍有强迫观念，但是对待一些令自己不满意的事情仍然以想象的方式发泄合理欲望，没有坚持上一次的治疗目标。通过与患者的接触，发现患者与治疗师的谈话似乎陷入了僵局，治疗中出现了阻抗甚至是与治疗师的博弈。

部分治疗对话如下：

治疗师：感觉怎么样？

患者：好多了。

治疗师：哪些方面见好了？

患者：稳定多了。

治疗师：你是指情绪稳定多了吗？

患者：嗯，但是上周老师和我无意中说到有偷车贼时挺愤怒的，我就会想怎么弄那个偷车贼，把他弄残，折磨他，但是又反感折磨他，重点在于通过折磨让他后悔偷车。

治疗师：这些都是联想中发生的吗，让你舒服吗？

患者：有一种满足感。

治疗师：那你想完应该是舒服的。

患者：没觉得从想象中得到满足感。

治疗师：嗯，你这人喜欢攻击，但是通过这种想象得到满足，这是一种习惯性的还是强迫性的想。

患者：老师讲完了就开始想了，不自觉就开始想。有时候忘记吃药，上自习时候会觉得烦。

治疗师：愿意吃药吗，忘记是抵触吗？

患者：就是忘记了，偶尔忘记。

治疗师：功课怎么样？

患者：觉得还不够好，还达不到我对自己的要求。不过这一个月读推理小说，让我觉得快乐。

治疗师：这个事情会不会影响你的功课？

患者：嗯，影响。

治疗师：这些可以调节吗？为了功课去压缩看推理小说的时间。

患者：不，我不愿意。

治疗师：还有其他事情让你比较难忘吗？

患者：现在对功课的信心不足，还有一个月高考，但是也还能补上来。模拟考试对我的打击很大，现在心里也是没底。

治疗师：嗯。

患者：我这个可以催眠吗？

治疗师：催眠是要有治疗目标的，而且催眠不适合所有的人，你很难接受暗示，所以对你来说效果应该也不会太好。

患者：可是我还是想尝试一下。

治疗师：你是单纯地就想尝试催眠吗？

患者：嗯。

治疗师：为什么呢？

患者：因为好奇啊。

治疗师：我看到你其实是探索欲望非常强烈的人，好像任何新奇未知的事情你都想去尝试，甚至这种尝试耽误了你的正常时间都不介意。

患者：嗯。

在这段对话中，我们可以看到患者的情绪比较稳定，探索欲望非常强烈，但是不能合理安排时间，不能分清目前的主要任务。在接下来的治疗中，患者拒绝接受治疗师为其建议发泄的客体，而且偏执地认为这些方式没有用。

治疗师：你说到在你听到偷车贼的事情的时候会有想折磨他，让他变残的想法？

患者：嗯，就是让他后悔。

治疗师：你喜欢去折磨他吗，这样让你满足吗？

患者：不是，我不愿意去折磨，但是我必须让他后悔，让他强烈地后悔。在我想象的过程中是让他的腿和手折断。

治疗师：那如果你折磨他没有达到目的，他并没有后悔，甚至有可能会恨你怎么办呢？

患者：没想过。

治疗师：你可以想一下这个问题。

患者：我觉得自己是先抑郁了，然后才有攻击性。小学六年级抑郁持续到初中，直到朋友送我一本书叫《400个哈佛学生必做的侦探思维游戏》这本书后，才使我的抑郁好转。因为这样的推理小说让我的思维活跃，能够独立思考。

治疗师：你知道自己的攻击性来源吗？

患者：我觉得来自于父母，小的时候爸爸打我，把我轰到外边去不让我进屋，我都记着呢。

治疗师：你会反抗吗？

患者：不会。

治疗师：你和其他的小朋友说过吗？

患者：不说，没什么可说的。

治疗师：那你有其他的排解方式吗？

患者：现在的话我会直接去表达。

治疗师：你尝试过和父母说过你对小时候的事情很介意吗？

患者：嗯，都说过了，而且觉得那都过去了。

治疗师：但是其实你并没有过去，是吗？

患者：我有时候想让他们后悔。

治疗师：你为什么想让他们后悔而不是更爱你呢？

患者：因为后悔，他们才能持续在痛苦里面。

治疗师：我能不能这样理解，就是你对父母的后悔和对偷车贼的后悔是一样的。但由于中国的传统文化你不能通过想象来折磨父母，只能想象折磨别人。这是不是一种转移呢？

患者：不是，我爸爸已经后悔小时候打我了。

治疗师：有没有试过别的方式来发泄呢？

患者：跑步，但是我喘不过气来。

治疗师：可以再想象一下其他的发泄方式。

患者：我觉得没有一种发泄的方法比现在这种想象更好。

治疗师：你一般做什么事情会比较累？

患者：睡不好觉，消耗得筋疲力尽的时候。

治疗师：那你什么时候靠想象来满足？

患者：状态不好的时候。你还没找到治疗的切入点吗？

治疗师：我想让你找到一个现实的客体去发泄，也许就是一个点。

患者：我就是想追求一下冷静，想成为一个冷静的人。

在这段治疗片段中，我们发现治疗似乎陷入了一种困境，患者不接受治疗师所提出的找到现实的客体来发泄，对于所有可提供的发泄方式都被患者以看似合理的理由拒绝了。对话像踢球一样，从患者踢回治疗师。而且问及患者感受时，患者反复诉说自己没有什么感受。患者在这次治疗后约一年没有来看医生，据他父亲来取药时提供的信息，知道他参加了高考，并考上了一个本三的学校。

大约又过了半年患者自行来诊，要求继续治疗。在接下来的治疗中患者要求三周一次，因为他在外地上学不方便。每次来诊患者均按时来，进步缓慢。仍然喜欢用想象的方式解决苦闷的事情。偶尔在想象中还会有血腥，但患者与父母的关系略显好转。未曾与大学的同学发生冲突，偶尔在想象中，某个同学会成为他撕咬的对象。

治疗随笔

这是一个令治疗师十分纠结的案例。患者温文尔雅的外表和其残忍的内在心理反应形成强烈的反差，使治疗师的移情在两极间跳跃。好在治疗联盟建立的过程中患者一直保持着依从和隐忍。在治疗中患者的攻击性通过梦、血腥的描述得到了释放。患者对治疗效果基本满意。

案例 9:
变成女孩

【基本情况】

患者，男，14 岁，初中学生。主因不接受自己的男孩身份，想在 18 岁接受变性手术变为女孩，态度坚决，想让医生帮助开抗雄性激素的药物。

【来访形式】

母亲伴诊。

【患者陈述】

近 2 个月我开始心情不好，心烦，失眠，觉得活着没意思，割腕自杀没有成功。我从小时起就一直想变成女孩，没有任何原因。常和妈妈说想成为女孩，想做变性手术，但要等到 18 周岁以后。我不在乎变性手术后带来的后果和负面影响，能接受自己成为女性，想要嫁给一位安静的男性（暖男）。

【个人史】

患者系独生子，3 岁时父母常吵架。从小学开始意识到性别差异，患者第一次发现讨厌男性身份是因为老师要求他做一些搬桌子等男孩应做的事情。其父母夫妻关系不好，患者与母亲在姥姥家住。五年级时常跟父亲一起住，讨厌爸爸的品性，喜欢女性的性格特点，怨恨母亲把自己生成男性。

母亲诉不知患者从什么时候起开始喜欢模仿女性，觉得其 4 岁之前还挺正常的。

【家庭关系】

其父母夫妻关系不好，长期分居，患者长期与母亲生活在姥姥家，偶尔和父亲同住。

【访谈印象】

考虑先天性因素，成长中没有顺利完成与母亲的分离和对父亲的认同。同性恋倾向，患者变性决心很坚定。建议患者在不接受变性手术的情况下，完成做女性的心愿，比如可以做同性恋。患者拒绝做性染色体、性激素、性器官的检查。

【治疗方案】

患者拒绝药物治疗，所以采用以动力学方向为主的心理治疗。

【心理治疗】

患者来访目的明确而坚定，坚持想通过变性手术来完成做女孩的心愿。由于处在青春期，第二性征开始出现，患者想要医生为自己开一些抗雄性激素的药物。患者从很小的时候就开始想做女孩，并且看了很多相关的书籍，喜欢和女孩在一起玩，有一个关系很好的男同学。在本次咨询中，治疗师与患者建立良好的关系，试图进入患者的内心世界中，体验其内心情感。但是患者对治疗师的提问保持防御的态度，将自己包裹起来，并且拒绝治疗师提出的身体检查。

以下是部分治疗对话：

治疗师：今天为什么来看医生啊？

患者：我妈妈让我来的。

治疗师：那你今天主要想解决什么问题呢？

患者：我想让你给我开一些药。

治疗师：开什么药呢？

患者：就是抗生理变化的药物。

治疗师：哦？我看你是一个长得挺清秀的小伙子，你为什么要开这方面的药呢？

患者：我想当女孩。

治疗师：嗯，你是从什么时候想做女孩的啊？

患者：从很小的时候就想做女孩了，小时候我们老师让我搬桌子什么的我就觉得烦。

治疗师：你那个时候就觉得当男孩很烦是吗？

患者：嗯，医生你可以给我开药吗？

治疗师：其实你开药的目的我可以理解，但是你服用药物之后身体会发生变化，而且你可以内心是女孩，外表保持男孩的身份啊。

患者：不，我要在18周岁的时候做变性手术，变成女孩。

治疗师：嗯，我看到你的态度很坚决。不过我知道中国目前有几例变性人，但除了金星，其他的人变性后生活状况都不太好。我在想你如果真的做变性手术的话，会不会也遇到这样的问题。

患者：我不怕，我就要变成女孩。

治疗师：嗯，那我们给你做一个检查你看好吗？

患者：做什么检查啊？

治疗师：我们想给你做一个性激素水平和性染色体的检查。

患者：这个有关系吗？

治疗师：有关系啊。

患者：有什么关系？

治疗师：我们想看看你是因为激素水平不正常，还是性器官不正常，还是性染色体异常。比如曾经有患者有两套性器官，当然可能有一套发育得不好。

患者：好吧，不过我还是不想查。

治疗师：你是担心什么吗？如果查体结果表明你是这样有两套性器官的人，我们就可以直接给你做手术，这样不好吗？

患者：我还是不想检查，能给我开一些抗生理的药物吗？

治疗师：那你现在是未成年，我们没有经过你监护人的同意是不可以给你开药的。

患者：那好吧。

通过这段对话的简短描述，我们可以看到患者变性的决心非常坚定，即便是知道中国做过变性的人生活状况都不太好的情况下，也坚持要在 18 周岁时做变性手术。患者父母在其小的时候就两地分居，患者随母亲同住，很有可能是其俄狄浦斯冲突的结果，没有很好地从父亲身上习得男性特征，完成对父亲的认同和与母亲的分离。因而导致了患者不能够认同自己的男孩身份，甚至在其很小的时候，老师让其搬桌子就会有反感的想法。

治疗随笔

> 类似于患者的情况在医学上被称为性别认同障碍，否定自身性别，对生理上的性别特征呈厌恶的态度，并有改变自身性别的解剖生理特征以实现性别转换的强烈愿望（如使用手术或异性激素），其性取向很有可能发展为纯粹的同性恋。

有很多家长在得知自己的孩子是同性恋或有同性恋倾向时，都会对自己的孩子持一种反对甚至怨恨的态度，认为自己怎么会生了这样的孩子，甚至说出"还不如让他死了"等激烈的言辞。但是在本次访谈中，我们发现对于患者而言，妈妈是一个很好的支持系统，她能够试着接受孩子强烈要求变性的意愿。因而设定咨询目标为：在不改变患者的生理性别基础上，满足其做女孩的想法，接受自己的同性恋身份，引导其母亲接受孩子的心理状态和他很有可能成为一个同性恋的事实。

治疗师：我们要和你谈的是如何接纳他，他这种情况很有可能是天生的。

母亲：他看这方面的东西太多了，天天从手机里看。

治疗师：假如你的孩子真的是这样，坚决想做自己，你怎么办，你能接受吗？

母亲：我来这就是不想接受。

治疗师：他现在还这么小就已经很了解自己的性取向，很明白自己将来要走的路是什么样的，我们很难改变他。

母亲：唉，他总说凭什么生我的时候不和我商量，为什么把我生成男孩。

治疗师：我从医20多年了，接触过很多同性恋案例，但是只有2、3例治好的，而且他们都有求治欲望。

母亲：真的吗？

治疗师：嗯，现在最好的结局就是我们不改变他的外在器官，但他可以在心理上做女孩。

母亲：如果不是先天的，只是后天的原因是不是也会很难改变？

治疗师：对，尤其是有了同性之间的性行为以后。

母亲：那我试试去接受吧，毕竟是自己的孩子。

治疗随笔

　　"性变态"在非专业看来是一件不可思议的事情，怎么人长成了这种不男不女或者男不男女不女的样子，其实这里的道理至今也没有探索清楚。虽然有很多关于成因的假说，如：成长环境中的心理社会因素假说；激素水平假说；基因假说。在这些假说得到真正的印证之前，这些"性变态"的治疗只能对症处理，而且疗效甚微。作为患者家属痛苦的程度可能要超过患者本人。故在对这类案例的干预治疗中要积极关注家属的情绪。有时家属对病情的理解与情绪直接影响到疗效。

案例10：

臆想中的车祸

【基本情况】

　　患者，女，10岁，小学生。主因强迫症，控制不住的反复检查、反复洗手，过门数数，加重6个月余。

【来访形式】

父母陪诊。

【患者陈述】

我在 6 个月前看电视时看到一起车祸，为此开始担心、害怕、恐惧，反复思考"我会不会被车撞死"，写作业时也会联想到自己被车撞的交通事故。写作业时反复检查，作业完成困难。学校老师了解我的情况后，不再要求我写作业了，我感觉很高兴、放松，症状也有所缓解。后来演变成怕脏，担心会得传染病，洗手次数逐渐增多，洗完后不让家人触碰，刷牙时常常担心牙膏弄不下来。总是反复走过家里卧室的门，直到过门时数到与"6"相关的数字，感到心情放松或满意时才不再过门，否则就一直数数，我最多数到过 66。感觉痛苦，明知道没有必要这么做，但是控制不了自己。有时会发脾气，在家里大喊大叫发泄。

【个人史】

患者独生女，从小与父母一起生活，无寄养史，无性侵害史。自认为是一个很胆小、很敏感的人。十分要强、追求完美，也是一个不记仇，没心没肺的人。家庭关系尚可，父亲比较严厉，对患者要求较高，父亲是患者的权威，患者很害怕他；母亲比较温柔，患者从小和母亲亲近。父母之间关系较差，经常在水房吵架，有一次患者目睹了父亲在水房殴打母亲的经过，这件事至今影响着患者。患者性格比较内向，怕见生人，不爱与人交流，不善表达。七岁时学习游泳，因为害怕不敢憋气，遭到父亲的训斥，此后开始怕水。上小学后父母要求变高，导致患者也严格要求自己。患者在学校时愿意与男孩子玩，男性朋友比女性朋友多，不喜欢和女孩子一起玩，感觉女孩子事儿多，麻烦，自己的性格和其他女孩子相比更加泼辣一些。上二年级时曾在放学回家的路上目睹过一次严重的车祸。班里一位同学的妈妈突然去世，导致患者很担心失去妈妈。上三年级时有时候会反复想到"如果我妈妈不爱我了，我该怎么办"，想到这件事就难以集中注意力。后出现反复撕纸的症状，发作时会让爸爸用棍子敲自己以缓解症状。生病后学习成绩下降，与同学的关系变差，情绪低落，暴躁易怒。

【家庭关系】

患者父母及两系三代未见精神病史。家庭关系尚可，父亲比较严厉，对患者要求较高，是患者的权威，患者很害怕他；母亲比较温柔，患者从小与母亲更亲近。父母之间关系较差，经常在水房吵架，有一次患者目睹了父亲在水房殴打母亲，这一件事至今影响着患者。

【辅助检查结果】

智力、注意力检查：未见异常。

【访谈印象】

患者意识清晰，接触尚可，注意力较集中，回答基本切题，未引出明显幻觉及妄想等精神病性症状，存在强迫性联想及行为，如反复检查、反复洗手、过门数数等。情绪尚可，明知道没有必要但是控制不了，自知力不全，目前能够配合治疗。患者存在焦虑情绪；认知存在以点概面的问题，求治欲强烈。

【诊断】

强迫性障碍。

【治疗方案】

心理治疗：患者年龄偏小多以支持性治疗为主。

药物治疗：盐酸舍曲林片、奋乃静片、保肝酶药物。

【心理治疗】

第1次来诊　患者在第1次治疗时表现得非常不安，依偎在母亲身后，紧紧地抓住母亲的右手，目光警惕。面对治疗师的询问，不停地用目光征求母亲的意见，答语很少，或者干脆不回答治疗师的问题，以一种防御的态度对待治疗。治疗师通过积极关注和支持相结合的方法，通过对患者受影响的严重程度和病程时间的判定，界定患者为强迫症。在治疗师的努力下，患者逐渐卸下心中的不安与警惕，与治疗师建立了良好的咨询关系。因此治疗师掌握了患者的基本情况，并且了解了导致其现状的重大事件。根据第1、2次的咨询与面谈，患者主要有以下特点：①患者为10岁儿童（女），认知能力完整，意识清晰，但存在强迫性联想及行为；②患者知道自己的强迫行为没有必要但是控制不了，因此引发焦虑情绪；③患者害怕生人，不完全信任治疗师，治疗过程中过分依赖父母。

治疗随笔

　　根据患者的特点，治疗师以患者为中心，在支持患者的基础上采用认知疗法、行为矫正治疗，以及治疗与药物相结合等方法来改善患者目前的情绪状态、思维方式以及行为方式。

第2、3次来诊　在第3次治疗的过程中，由于前两次的接触、交流的铺垫，患者不再像之前那样排斥治疗师，也不再过分依赖父母，在治疗师的引导下说出了她在进行强迫行为时的内心体验，并叙述了幼年时与父亲有关的几件事情对其病症的影响：

治疗师：你之前说你经常洗手，反复不停地洗，能告诉我你在洗手的时候心里是怎么想的吗？

（患者沉默了一会儿）

患者：洗手能让我的心情变好。

治疗师：不洗手心情就不会好吗？是什么让你的心情变糟糕的？

患者：因为洗手可以洗掉手上的细菌。一想到我手上都是细菌我心里就不舒服，恨不得马上找个水龙头洗手。

治疗师：我们每个人手上都有细菌，这是一件很自然、很正常的事，一些细菌甚至起到保护皮肤的作用。你为什么会对细菌这么敏感呢？

患者：（皱眉）我也不知道是怎么回事。我原来其实是很怕水的，我之所以不敢刷牙除了怕牙膏粘在牙上刷不下来之外，还怕水。

治疗师：为什么怕水呢？

患者：我记得我七岁的时候，我爸爸带着我去学游泳，要学憋气，我不敢，我爸爸说了我好多次我也不敢下水，他就特别生气，就训我，后来还要把我按在水里让我憋气。我好像就是从那次开始害怕水的，游泳最后也没学成。（叙述这件事时一直在搓手）

患者：说到我爸爸，我觉得我现在这样也与他有关……

治疗师：哦，可以详细说说吗？

（患者想了一会儿）

患者：从我小的时候我爸爸就特别爱干净，在家时会让我妈妈打扫卫生，总是说家里哪里不干净，嫌妈妈没打扫干净。后来也要求我干净，屋子打扫好了不让我进，怕我弄脏。因为这件事还训过我。上幼儿园以后，每天回家第一件事儿就是洗手，还嫌我洗不干净……

治疗师：除了保持卫生这件事之外，你爸爸平时对你也这么严格吗？

（患者点头，沉默了一会儿）

患者：我特别害怕我爸，我爸就是我的权威，不，是我们家的权威，家里有什么事儿都是我爸做主。从小我爸就管我特别多，自从我上学以后我爸管得就更严了，每天回家必须先写作业，写不完不许吃晚饭。考试不能马虎出错，要不就又要挨一顿训。他还给我报了好几个课外辅导班，我不愿意也没办法，周六日都是匆匆忙忙地过去，一点儿自己的时间也没有，我觉得跟平时上课没什么区别。我在学校怕我们班主任老师就是因为她特别像我爸，管我们可严了，所以有时候我就会想我们班主任会不会变得像我爸一样。另外还有，每次我撕纸时就会让我爸拿棍子敲我，这样我就不敢再撕了。

在这个治疗片段中，患者讲述了童年时期父亲对她的"高压政策"以及对她的病症的影响。患者洗手的目的反映了患者的精神交互作用，感觉手上有细菌心情不好→洗手→想起患有洁癖的严厉的父亲→心情更加不好，造成恶性循环，洗手的目的并不是为了干净，而是为了缓解情绪。治疗上需加强心理治疗，也可以运用行为矫正治疗。

儿童强迫症的特点在于患者能够回忆起童年期的刺激事件，这种特点有助于治疗的进行。

经过住院、药物治疗加心理治疗，患者症状缓解，随访一年患者不再来访，未再主动和治疗师联系。

治疗随笔

　　该案例症状的起点似乎是因为目击了一场车祸开始的，治疗师也是从车祸开始层层拨开患者心头的迷雾，看到患者成长过程中一次次的心理应激源，以及他内心不安全感的由来。在其家庭结构中父母在家庭角色中存在的不均衡。在强迫症形成的心理假说框架下，心理治疗的目标就是把心理冲突的变形表达还原到心理冲突的原型。车祸作为此案例的扳机事件，激发了患者的焦虑情绪对于过分恐惧不洁（心理冲突的变形）的表达，这种表达源于患者在自身成长过程中对依恋关系的不安全感与创伤（心理冲突的原型）。强迫症的治疗在所有的焦虑障碍的治疗中是难度最大的，且必须强调药物治疗与心理治疗的有机结合。

案例 11：

喜欢"哥特"

【基本情况】

患者，女，19 岁，高中学生。主因头痛，情绪低落，烦躁间断发作 1 年余，加重 7 天入院。

【来访形式】

家人陪诊。

【患者陈述】

我从上高二开始，很多课程学起来很费劲，周围的同学学习都很努力，我压力很大。可能就是因为这样吧，我的情绪也不太好，经常焦虑，情绪也控制不住，而且只要心烦难受的时候头就很痛，严重时能痛一整天，晚上睡一觉就会好些，这让我很痛苦。从出现这些症状开始我的心情就很差，感觉做任何事情都没有足够的精力，以前喜欢做的事情现在也没兴趣了。在学校总觉得自己不如别人，我连和同学聊天都没有底气，有时候就想着死亡才是解脱。我现在没有办法上学，所以从暑假过后就休学了，再也没去学校，本来以为离开学校会好转，可是还是很难受。

【家庭关系】

患者父母及两系三代未见精神病史。家庭关系尚可，父亲比较独立自主，患者称自己性格比较像父亲，母亲是个热心、柔软、依存性强的人。

【辅助检查结果】

SCL-90 量表：177 分，强迫分量表分值高，焦虑分量表略高于正常值。

【访谈印象】

患者意识清晰，接触合作，注意力较集中，回答基本切题。表情平淡，略显愁苦，自称心情还可以。住院就是为了调整自己的药物，担心药物造成自己肝脏损伤等，承认过去有过消极观念，目前没有。曾被诊断为焦虑抑郁状态，未引出明显幻觉及妄想等精神病性症状，自称过去曾经出现心情好、兴奋、话多的情况，持续约几天。智能正常，未见怪异动作，自知力不全。患者装束中性、留短发，喜欢穿男性服饰，按照男性标准打扮自己，在治疗过程中有啃食手指的习惯。

【心理治疗】

第 1 次来诊 患者平时常去上网或者图书馆，少与人交流，家人劝其活动时会发脾气。平时患者性格中性，追求完美，要面子，以自我为中心，朋友较少。自幼学习较好，考入中学后感觉自己学习不如别人，怎么学都不行，感觉不适应。

第 2 次来诊 患者在交流过程中暴露出自己的内心体验，认为自己是复杂的人，很不喜欢自己。自诉喜欢冷门与挑战，有时感到自己特立独行，觉得自己很像父亲，尤其是性格方面。母亲是一个很热心、依从别人的人。患者在讲过往经历时，提到高一暗恋过一个男生，追求未果，但追忆起来是美好的。希望进一步改变自己。在与患者的第二次接触后，治疗师感觉治疗有一定难度。此次治疗未涉及啃食手指等症状。

第 3 次来诊 患者在交流过程中暴露出自己在性角色上的矛盾心理，有时也为自己的中性装束而烦恼，希望改变自己。承认自己很自卑，有时给自己加入很多保护色，生怕被别人看穿。在交流过程中患者主动与医生交流了"哥特"。曾有些人认为她的风格有些像"哥特"，喜欢一个人待着，板着脸，没有表情。而在哥特的作品里经常有血腥与变态的主题，她也赞同，认为死亡、自残是很酷的事情。治疗师委婉地指出，自杀或自残是对生命不负责任的一种态度，并询问她有无消极观念或行为，得到否认的回答。

第4次来诊　患者在心理治疗室接受心理治疗一小时，暴露出的内心体验是：喜欢简洁，喜欢暗色的东西，不喜欢蕾丝，最喜欢的衣服就是衬衣，喜欢一成不变。患者总是给自己加一层坚强的外壳，当治疗师询问她在防御什么时，她说："在这种坚强的外壳下，有得有失，我失去了自己，同时我也得到了保护。我感觉我原本不是这样，我应该洒脱一点，但我又不知道确切的自己是一个什么样的人。"治疗师感到患者自我同一性的混乱，自身价值观和人生观的不成熟导致了她没办法给自己一个准确的形象定位，从而产生疑惑和抗争，造成了自己性别角色和社会形象的混乱。最终协商确定下一步治疗目标，可以感到患者改变自己的决心强烈。

治疗随笔

　　异装癖分析：弗洛伊德在《精神分析引论》中，谈到神经症患者的症状，他写道："症候可使人产生现实中所缺乏的满足；满足的方法则为使力比多退回到过去的生活，因为它和退化是不可分割地联系着的。……精神病人常摆脱不了过去生活的某一时期；现在才知道这个过去的时期正是他的力比多得到满足和感到快乐的时期。……症候在一定程度上重复产生了那种早期婴孩的满足方式。""……症候大都不依赖对象，因此与外界的现实失去接触。我们知道这是丢了唯实原则而返回唯乐原则的结果。……它们不去改变外界的情境，只在体内求得一种改变；也就是说，以内部的行动代替外部的行动，以适应代替活动——从物种史的观点看来，这又是一个很重要的退化作用。"我们可以说，当患者遇到连续的外在压力时，为了摆脱焦虑，便退行到幼年童年时期，以着异性装的方式满足了多项心理欲求。

第5次来诊　患者在此次治疗时再次澄清自己是异性恋者，希望改变自己的外在形象，但仍然愿意保留中性风，对自己人格中的"哥特"成分没有表现太多的憎恶，治疗结束后患者愉悦地离开。之后据他人反映，患者不愿意再接受心理治疗，考虑终止治疗，这可能是患者的防御方式。但近日发现患者购置新的衣物，能看出患者对于自己的形象有了改变的意识。自诉头痛减轻，症状缓解。

案例 12：

被害妄想

【基本情况】

患者，男，45 岁。某药厂的消毒工，因家人要求来诊。因为长期怀疑妻子及同事对其进行迫害和下药，进而引发了"眼病和高血压"，家人怀疑其出现精神问题督促其来就诊。

【来访形式】

家属陪诊。

【患者陈述】

今天跟我一起过来的是我的妻子，我们关系很不好，经常吵架，我气急了还会跟她动手。她觉得我得病了，强行带我去医院看精神科门诊。我觉得我没有病，是我老婆和我家里人给医生灌输了我有病的情况，他们在讲故事。其实我没病，也不需要住院。我觉得我妻子有问题，想和她离婚。虽然我们结婚这么多年，但是一个孩子都没有，财产也没有她的。她不同意，所以暂时就没离。她现在和警察串通，我因为不相信任何人，就在公安局闹事，我家里人就把我带到这来了。

【辅助检查结果】

SCL-90 量表：总分 256 分，多项分量表分数异常。

【访谈印象】

患者微胖，戴眼镜，是一个憨厚的工人形象。语言和逻辑都较为连贯，言谈切题，意识清晰，有问有答。可查及幻觉、妄想等精神病性症状。

【诊断】

偏执型精神障碍；被害妄想症。

【治疗方案】

心理治疗：以支持性治疗为主。

药物治疗：利培酮口服液 1ml，由家人保管，按时服用。针对症状逐渐加量。

【心理治疗】

患者在 3 年前发现妻子生活不正常，查了妻子的手机，妻子百般阻挠，并逃出家门。他追到一座桥上，妻子突然趴下喊："他疯了，他疯了！"随后警察介入，他被送返回家，感到很伤心。回家后妻子的父亲和妹妹叫他下楼，并推搡他，且妹妹给了他一耳光。随后他从台阶上摔下，感觉脸摔坏了。随后先后去了 3 家医院就诊，并且认为医院治疗"有干扰"。当问到怎么干扰时，他表示医院的医生护士知道他的名字后采取放任方式。后来他到第 4 家医院后，父母和同事赶来。他认为自己得到了治疗，但说自己的血压像电压一样高，认为前几家医院的不作为是由于妻子娘家人的干扰，而且说在最后一家医院隐隐看到了妻子娘家人。他认为自己的病很严重，需回家休养，休养期间感觉自己喝的水被妻子下药。晚上经常从大叫中醒来，且第 2 天发现自己便血。后搬回父母家住了一段时间，有所好转后又搬回和妻子同住，随即他眼睛出现问题，出现充血、干涩等症状，经检查患多种"眼疾"。他认为是妻子给他换掉了他平时吃的降压药才导致他的眼睛问题。

以下为部分治疗片段：

治疗师：妻子有必要给你下药吗？

患者：我也考虑过，但是我出现了这些症状后，我就确定是被下药了。

治疗师：你爱人什么工作？

患者：在制药集团做秘书。

治疗师：她有这样的条件找到药品并对你实施下毒吗？

患者：我确定药有问题！我有证据。

治疗师：你有什么证据吗？

患者：根本就不是平时吃的药品，但是去起诉的过程不顺利，因为家人的阻挠。

治疗师：家人为什么会阻挠你？

患者：他们说是为我好，所有人都认为这些是我主观想象出来的。

治疗师：你和妻子之前共同经历过什么事情吗？

患者：妻子曾患乳腺癌，我对她非常好，也没有嫌弃过她。我对她还有幻想，认为她没有坏透。现在看来不是她一个人在害我，而是一群人。前几天在单位吃午饭时，发现我使用的碗筷给人动过。饭后眼睛又开始不适，并伴有耳后潮热、双手抽搐、嘴含黏沫。肯定是妻子伙同单位的人对我施害。我曾跑到公安局门口，要求立案调查。但是公安人员以证据不足为由没有立案。我认为公安局不作为，没有立案是因为受到了"干扰"，我拿着自己的餐具在公安局门口站立示威，并认为公安局必须做一个是否有毒的测试。

治疗师：你为什么不找其他医疗机构进行测试？

患者：公安应该给我测试然后立案，但是公安局"演戏"给我看。他们的协管假装记录，其实就是想赶我走。我还感觉到身后有人鬼鬼祟祟地偷看我。

治疗师：那你为什么还不跟妻子离婚？离婚让你觉得有安全感吗？

患者：离了婚我也不会有安全感，因为那样的团伙都有荣誉感，会一直收拾我。

治疗师：我即使说真话，你也未必听得进去。你原本是个善良厚道的人，现在把自己丢了。

患者：我现在也还是善良厚道，我很老实，也爱帮助别人。

治疗师：可是善良厚道的人一般把人往好的地方想。这就是你人格中矛盾的一面了。

随后，治疗师指出他想法中的遗漏，告知他身体和情感是不分家的，所以身体的问题也可能是精神的问题。并告诉他要从自身找问题，比如心脑血管和高血压问题，就会带来一系列的并发症。并询问有无失眠史，回答最近都睡得很好，但是 12 个月有 3 个月睡得都非常不好。治疗师随即指出失眠、外部创伤都是可能导致心理问题的因素。并直接暴露问题，告诉他精神问题的严重之处。

治疗师：医院和单位的人没必要去害你，他们可能没有那么好，但是也绝对没必要去害你。而且你这样认为，最痛苦的人其实是妻子。你设想一下如果妻子这么说你你会怎么做？妻子如果是被你冤枉的她该有多痛苦。

患者：我踏踏实实做人，我不怕她们，我就要把事干出来，我就要告她们。

治疗师：既然能接受精神病的诊断，能否用些药物改善一下自己的思维和情绪？

患者虽没有表示十分信服，但对治疗师的建议采纳了，并表示感谢。

治疗随笔

　　这是一个偏执状态的患者，在偏执观念下坚信自己对妻子的怀疑是正确的。患者处于恐惧情绪中而胡乱推理和判断，产生思维障碍，坚信自己受到迫害或伤害，病人往往会变得极度谨慎和处处防备，还时常将相关的人纳入自己妄想的世界中，经过心理支持和药物治疗患者会得到一定的缓解。

案例13：

洗不干净的手

【基本情况】

患者，女，29岁。已婚，育有一女，是一名杂志编辑。主因间断地出现焦虑，控制不住地洗手2年，加重1年，影响正常的工作和生活来诊。患者面容焦虑，语速急促，可见强迫观念和强迫行为，由精神科转诊而来，初步诊断为强迫症。

【来访形式】

家人陪诊。

【患者陈述】

2年前，我到医院去探望患有肝炎的同事。医院有很多病菌，所以我在医院的时候都是小心翼翼的。可是不知道怎么回事，回家以后总觉得身上沾满了病菌，想赶紧摆脱这种感觉，我就把衣服赶紧换掉，不停地洗手，连手机都洗了好多次，可是这种感觉还是没有消失。本以为过段时间会减轻，可是更严重了，我为了远离病菌，避免在公共场合就餐，连办公室的水也不敢喝，而且逐渐出现因为紧张而控制不住地洗手，严重时洗手时间一次超过1小时，我想洗掉身上的晦气。不止如此，我越来越奇怪了，开始倒着走路，晚上睡觉前还会在床上跳来跳去！后来我怀孕生下了女儿，症状更加严重，一天洗手超过50次。最近半年开始上班，勉强维持着工作。洗手这件事让我没法睡觉，晚上如果醒了一定会去洗手，经常为此熬夜。

【既往史】

无重大疾病史。

【个人史】

患者个性要强，追求完美。小时候父母对患者要求十分严格，不能有一点错误，因而养成她对人对己严格要求的性格。7岁时患者打碎了邻居1个碗，受到母亲的严厉责备，在患者心中留下了很深的印象。母亲比常人喜欢干净，患者在出现强迫想法前就喜欢干净。患者谈及丈夫是强直性脊柱炎，对丈夫的未来很担心，同时内心非常憎恨他，认为他骗了自己。担心自己的女儿将来也会得病。

【家庭关系】

患者出生在多子女家庭，与父母关系良好，更加亲近父亲。

【访谈印象】

初诊时患者进入治疗室后不停地向医生微笑，两手抱在胸前，采取防御的姿态。意识清晰，有现实检验能力。与人接触较被动，焦虑面容，语速急促，可见强迫观念强迫行为。失眠，有昼夜节律改变。未引出幻觉、妄想等精神病性症状。情感反应协调，精神活动协调，自知力存在，智能检查正常。

【诊断】

强迫性障碍。

【治疗方案】

心理治疗：以心理动力学治疗为主综合心理治疗。

药物治疗：舍曲林，口服，每日 2 次，每次 75mg；喹硫平，口服，每晚 1 次，每次 25mg。

【心理治疗】

第 1 次来诊　患者于 2 年前到肝病医院探望同事回家后反复洗手，不再喝办公室的水，也不再吃食堂的饭菜。患者因为紧张而逐渐出现控制不住洗手的症状，严重时洗手时间一次超过 1 小时，认为洗手能洗掉一些晦气，有时因为洗手而夜间起床。患者的症状越来越严重，近一年产后症状加重，不能听到或者看到不好的事，当时没有什么，回家后就控制不住地洗手，觉得这样能把晦气洗掉，不会把晦气传给孩子。严重时一天洗手超过 50 次，近半年尚能坚持正常的工作。发病以来，食欲、睡眠差。

本次治疗患者在心理治疗室接受心理治疗 40 分钟，此次心理治疗的目的是了解患者的症状，收集患者的成长资料。

第 2 次来诊　治疗师引导患者说出自己感到痛苦时的想法，并持续引导患者认识到自己的不合理信念，利用"ABC 合理性情绪疗法"对不合理信念进行修正。患者的不合理信念有：①患者想控制自己所不能控制的事情；②患者对"脏"这个概念存在歪曲的认识。

患者在心理治疗室接受心理治疗 40 分钟，此次心理治疗的目的是帮助患者认识一些不合理的信念并进行矫正。

第 3 次来诊　通过前几次心理治疗，了解患者童年成长经历和应对方式，发现患者内心存在自卑观念，但是患者不愿意面对这种自卑，此次心理治疗的目的是帮助患者去重新认识自我。通过引导，患者认识到自己是通过洗手去缓解内心的焦虑情绪，患者表示愿意以后直面这种焦虑，同时患者认识到自己的自卑观念，决心开始克服。

第4次来诊　此次心理治疗的目标是帮助患者树立顺其自然的人生态度。治疗中向患者介绍了森田疗法的一些核心概念,患者表示对"顺其自然,为所当为"有一定的理解,愿意今后继续以这种态度面对人生。治疗师向患者提出要求:①在想到洗手这件事时尝试说服自己去做一件能替代的事;②告诉自己洗手并不能减少晦气或是去除细菌;③逐渐减少担心,告诉自己担心也没有用处,该发生的迟早会发生;④让患者理解现在觉得手脏只是意念上的脏,和现实中的脏没有太多的联系,只是自己缓解焦虑的仪式。

治疗随笔

治疗师全程积极陪伴患者,无条件关注患者,掌握了患者的基本情况,并鼓励患者说出导致其现状的重要生活事件。据患者叙述可了解到患者本身要强、追求完美,容易在一件事情上较真。同时在患者的叙述中发现一些不合理的信念,经过仔细辨别,患者的不合理信念有两点,一是患者想控制自己所不能控制的事情,二是患者对"脏"这个概念存在歪曲的认识。为了追求"干净"洗手,浪费了患者大量时间,影响了其睡眠和正常生活。而且由于早期生活影响,她容易较真、求全责备、追求完美。而且由于在乎丈夫的病情和对她的隐瞒,担心女儿也会得上相同的病,过分关注健康从而产生焦虑情绪和敏感体验。患者与之前比较变得主动,治疗中的关系在一步步拉近,对治疗师的信任感也有了提高。目前能够控制一些症状,洗手的频率和次数都有所下降,患者想要完全消除强迫观念和行为是一个长期的过程,她需进行不断的自我努力去配合系统治疗,希望她能渐渐地适应生活,减轻症状,减少担心和顾虑,带着症状,为所当为地生活。

案例 14:

恐怖的数字

【基本情况】

患者,女,25岁。待业,对数字敏感,心烦,爱发脾气,什么也不想做,饮食、睡眠差。

【采访形式】

独自来诊。

【患者陈述】

从 1 月 1 日开始（怀孕 7 个月）做产检时发现孩子胎位不正，后来很难过，出现一些坏毛病。喝水不能喝 4 口，玩游戏时跳过 4，害怕孩子胎死宫内，怀孕时必须露着肚脐眼，必须得生儿子。孩子出生后，给孩子洗澡时要向左擦 3 下向右擦 3 下，要求左右平衡。平时总觉得憋气，觉得家人们走了以后得开窗。不能很利索地吃东西，担心落下什么东西，早饭不想吃，要吃就必须吃得干干净净。之后出现不想换衣服，觉得换衣服对孩子不好。在办公室把门窗都打开，认为这样对孩子好，打游戏遇到 7 时感觉不吉利，遇到 9 就是吉利。读书读到第 7 页或听歌听到第 7 首时感觉不舒服，后发展到对 4、7、24 等数字感觉恐怖。

【个人史】

患者是家里的独生女，从小与父母一起生活，无寄养史，无性侵害史。从小没离开过家，对家很依赖。很少主动找朋友玩，从小玩到大的只有几个。每天必须学习，都是爸爸妈妈给布置任务，后来一说学习就会很反感，自认为不是上进心特别强的人。怀孕以后就很少参加活动，生下一对双胞胎，孩子出生后就失去了对生活的追求，之后遇事不是很兴奋。不喜欢自己的工作，感到压力很大。

【家庭关系】

患者父母及两系三代未见精神病史。家庭关系一般，与母亲关系好。经常控制老公，和老公在一起没有安全感，总要躲闪老公。不理解彼此，不能接受彼此的爱抚。

【辅助检查结果】

强迫量表：28 分。

SDS 抑郁自评量表：51 分，显示重度抑郁。

【访谈印象】

患者意识清晰，接触被动，答话切题，注意力不集中，未涉及明显幻觉妄想等精神病性症状，存在强迫性联想及行为，明知道没有必要但是控制不了，自知力尚可，目前能够配合治疗。患者存在抑郁情绪，思维方式存在问题，求治欲较强。

【诊断】

强迫性障碍。

【治疗方案】

心理治疗：以心理动力学为主的心理治疗。

配合药物治疗。

【心理治疗】

第1、2次来诊　患者的依从性非常好，对于每次咨询都能积极配合。在前几次咨询中与治疗师建立了良好的咨询关系，为掌握患者的基本情况打下了良好的基础。治疗师采用积极关注、共情、尊重、真诚和温暖等多种心理咨询方法与患者进行沟通和探讨，取得患者的充分信任，与患者进行充分交流，了解对患者影响最大的生活事件，鼓励其积极表达自己的想法，袒露心声。根据第一、二次的咨询与面谈，了解到患者主要有以下特点：①患者为25岁青年女性，认知能力完整，意识清晰，但存在强迫性联想及行为；②患者知道自己的强迫行为没有必要但是控制不了，因此引发焦虑情绪；③患者着装得体，说话时停顿较多，和医生目光交流较少。

根据患者的特点，治疗师以患者为中心，采用认知疗法、行为矫正治疗、心理动力学疗法和药物方法等来改善患者目前的情绪状态、思维方式以及行为方式。

第3次来诊　在治疗过程中，由于前两次的接触、交流的铺垫，患者对治疗的阻抗明显减轻，也不再回避治疗师的目光，在治疗师的引导下说出了她在进行强迫行为时的内心体验，并叙述了怀孕时与家人有关的几件事情对其病症的影响。

以下为治疗片段：

治疗师：你的症状在什么时候出现的？

患者：从1月1日开始的。

治疗师：具体有哪些表现？

患者：当时怀孕7个月，做产检时发现孩子胎位不正，就很难过。随后出现一些坏毛病：不想换衣服，觉得换衣服对孩子不好；打游戏遇到7时感觉不吉利，遇到9就吉利；读书读到第7页或听歌听到第7首时感觉不舒服；喝水不能喝4口。后发展到对4、7、24等数字感觉恐怖。给孩子洗澡时要左面擦3下右面擦3下，要求左右平衡。吃东西时不能很利索地吃，生怕落下什么东西。

治疗师：出现这些想法和行为时内心是一种怎样的体验？

患者：明知道没有必要但是控制不了，这样反反复复多次以后就弄得我心情特别差，和家人的关系也越来越糟。

治疗师：和家人的关系也越来越糟？

患者：我特讨厌婆婆，她没给过我们什么经济支持，还总认为自己受气，对什么都很担心，完全不考虑别人的感受。我还讨厌老公，他认为我难受和出现这些症状都没必要做检查，每天也不会陪我做什么，完全不会关心我，自己也没有存款。只有妈妈能理解我，我和爸爸之间存在距离感，虽然他平时不训我，但我就是不喜欢他。

治疗师：你和你老公平时是怎么相处的？

患者：我经常控制他，因为我和他在一起没有安全感，我永远要躲闪着他，我们不理解彼此，不能接受彼此的爱抚，我和他在一起生活很累，他和我生活在一起也很累。

治疗师：你对他有什么样的印象？

患者：我觉得他的性格有些特别，他把什么都拿到我家了，总有寄人篱下的感觉，特别担心他。

治疗师：你喜欢自己的孩子吗？

患者：作为妈妈来讲，我应该很喜欢小孩，但我并没有这样。刚开始坐月子时我就有一种感觉，小孩太可怕了，像一种陌生的生物。我不能发自内心地说小孩可爱，太困难了。我从心里没有办法享受这种快乐，从开始孕育就没有体会到快乐。小孩很爱笑，有时我都不怎么看我家小孩。现在要去干许多别的事情，这对小孩来说太痛苦了。刚生下来时孩子总是哭！我比较反感这种情绪，生了男孩也很反感。我可以不理孩子。假如我不稀罕，甚至可以做到视而不见。

治疗师：你对孩子都是这样的态度那对家人应该也好不到哪儿去吧？

患者：（叹气）我对家人要求挺多，但对自己就没什么要求，我在家里很懒散平常喜欢睡懒觉。

治疗师：那你对孩子是什么印象呢？

患者：孩子很安静，比较讨人喜欢，是个挺可爱的胖小子。我觉得他特别聪明而且感应力强，他见到不同的人表情就会不一样。

治疗师：可以看出他在你心目中挺重要的，你们平时是怎么相处的呢？

患者：如果只剩下我俩，他从来不会给我找麻烦。虽然这样，我还是不能让孩子开心。我不清楚他对我的印象如何，如果我知道孩子不喜欢我，我会很伤心。

治疗师：造成你内心痛苦的还有其他原因吗？

患者：（点头，沉默了一会儿）还有在工作中也表现得不好，感觉工作压力太大，对现在的工作没什么感觉，但爸爸却很满意我的工作。虽然工作不顺利，想逃避工作，但我一直还是坚持工作，甚至在身体很难受时，也不退缩。虽然不喜欢，但是觉得那份工作很有前途。其实怀孕之前都不是这样的，可能怀孕积累的东西吧，而且做业务也很累。感觉回不到以前的状态了，心里很崩溃。

治疗师：为什么现在不能开心？

患者：可能是现在没有生活的目标，觉得把孩子抚养长大就行了。生活太糟糕了，突然没有了动力。当然这和工作没有关系，所有的生活都被割断了。不知道自己每天都干什么，心里很烦。我觉得自己太笨了，对自己的无能为力感到痛苦，太差劲了。

在这个治疗片段中，患者讲述了怀孕时发生在身边的事还有之后有了孩子时的生活。患者强迫行为的目的反映了患者的精神交互作用，把数字向不好的方向联想→相应的行为→想起自己的孩子会出问题→心情更变差，造成恶性循环，对孩子不好不是真的讨厌，而是为了缓解情绪。治疗上需加强运用行为矫正治疗。患者的特点在于能够回忆起不愉快的事件，并且能够积极求治，有助于治疗的进行。

治疗随笔

　　强迫症发生在产前、产中和产后的较多。症状的产生多与孩子密切相关，比如孩子能否顺利出生，能否顺利成长。在这个孕育过程中，激素水平和身体的变化以及家庭矛盾的集中爆发，都是促发强迫症的因素。所以对于和孕育紧密相关的强迫障碍的治疗，除了需要注重心理因素外，还要注重社会文化因素和生物学因素。

案例15：

藏在心里的误解

【基本情况】

　　患者，女，23岁。主因情绪低落高涨反复发作5年，情感高涨2个月余，加重1周入院。

【来访形式】

　　母亲伴诊。

【患者陈述】

　　我太累了，每天都要学习。周围的人都很努力，即使我付出再多的精力和时间都没办法追上他们，压力太大了。每天在学校看到课本和同学，情绪就非常差，觉得自己不如别人，即使我得到了老师的表扬，也认为是其他同学粗心大意了才会有我的机会，如果凭借真正的能力是不会有我出头之日的。我每天都饱受煎熬，只能勉强跟着大家一起上学，其实根本听不进去。有一次放假坐火车，不知道为什么竟然被人追杀，当时我真是吓坏了！后来，我就一直浑浑噩噩的，对什么都不感兴趣，也高兴不起来。再后来，我竟然好了！每天都特别兴奋，能和同学说上一整天，但是我的脾气变暴躁了。

后来家里人就不让我去学校，他们担心我会伤害到周围的人。最近 1 周，我迷上了电脑游戏，不分昼夜地玩，就好像陷进去了一样，也会生气，但是我好像控制不住自己打人、摔东西的行为，而且会持续很久。后来就出现了自杀行为，想用绳子勒死自己。我的家人都说没有办法再管我了。

【个人史】

患者自幼性格内向，不善与人交往，脾气大，但善良忠厚。与父母关系一般，对母亲意见较大。母亲是小学老师，对患者要求很严。上学与工作期间总认为有人欺负自己。住院期间容易受其他病人感染，容易发脾气。

【家庭关系】

患者父母及两系三代未见精神病史，与父亲关系亲近。

【辅助检查结果】

躁狂量表：显示患者为躁狂状态。

【访谈印象】

患者意识清晰，被动接触，语速、语量适中，自我评价适中。患者此次治疗过程中表现主动，表达准确，表现出的焦虑更多地指向现实。

【诊断】

情感性精神病。

【治疗方案】

心理治疗：整合式心理治疗。

药物治疗：碳酸锂，口服，每日 2 次，每次 500mg；阿立哌唑，口服，每日 2 次，每次 2.5mg。

【心理治疗】

第 1 次来诊　此次心理治疗的目的是收集患者的成长资料。患者诉有次自己一个人乘坐火车时，邻座一位青年丢失钱包，其怀疑被患者窃取，并当众质问患者，之后两个人发生争执。对方曾用水果刀威胁患者，患者逃走后对方及其同伙在车厢内追击患者。患者谈及此事时情绪仍旧十分激动，额头有汗珠，手和胳膊发抖。患者自诉回忆起这件事后感到愤恨、委屈和害怕等。治疗中患者数次哭泣。治疗完毕后患者自诉心情轻松了很多。

第 2 次来诊　患者对未来工作感到迷茫，感到很难找到专业对口的工作。在追忆过去的时候，患者对自己过去乘火车时的幻觉及妄想不能批判，可探及长期在抑郁心境下对自己产生的负面评价已形成刻板印象，影响患者对自我的认知。患者此次治疗过程中表现主动，表达准确，表现出的焦虑更多地指向现实，治疗效果明显。

第 3 次来诊　在治疗过程中患者表现被动、唉声叹气，问起缘由，患者暴露出心理压力：自己已经住院一个半月了非常想家，想出院，而且未来不知道做些什么，不知道如何发展自己。经与父亲沟通发现，患者在上学时也是这样，非常恋家，经常一个人溜回家，但又不知道该做什么。通过与患者沟通交流，感觉患者与上次做治疗时有很大反差，情绪低落。

　　<u>第4次来诊</u>　在交流过程中患者接触被动，语速慢语音低，不停地哈欠。在沙盘治疗中，患者将近5分钟不能构图，在沙盘前久坐后开始作图，构图中有非洲草原、十几种动物、探索车和坐在车尾部的自己，探索车上有男有女。治疗结束时患者表情变得活跃，说话较之前增多。对医生说今天治疗室里与医生对话的情境在自己的梦境中出现过。

治疗随笔

　　一场误解引发的心理伤害持续许久，并形成心结让患者不能挣脱。患者在简单的情绪波动以及自我攻击和攻击别人的背后，是其深深的自卑，也是一次伤害性的误解行为下患者不能澄清、不能自救后的阉割焦虑。在心理成长过程中难免会遇到挫折情境，及时处理，不要等结成心结再难打开。

案例 16：

害怕死掉

【基本情况】

　　患者，男，29岁。主因憋闷感、间断出现心悸6年余，加重并伴发作性濒死感2个月余。

【来访形式】

　　由母亲陪诊。

【患者陈述】

　　我的父亲12年前突发心脏病猝死，母亲在6年前脑出血，妹妹年龄尚小。家庭的变化让我的工作和生活压力增大，我每天只有不停地工作来保障一家人的生活。不知道从什么时候开始，我会有一种憋闷感，有时心悸，而且非常怕热，忍耐力下降了很多，天气热了憋闷就会加重，虽然每天都很辛苦，但是经常睡不着觉。当时没有当回事，为了家里人仍然坚持工作和学习。最近2个月因为压力增大，身体就更难受了，医生说有发作性心悸，每次都有快死掉的感觉，能持续30分钟。我也拨打过120急救，但是检查之后也没有发现其他异常。平时不敢自己一个人待着，不敢到人多的地方去，更不敢到空旷的广场去。每天都在想着如何避免去人多的场合，又担心发作时没有人抢救，找不到出口。而且我都觉得自己带"速效救心丸"这种表现很奇怪，明明没有怎样，却如此地担心。时间长了，更不敢开车，不敢外出，只要外出或被督促便会非常难受。

【个人史】

自幼学习努力，好强，但因父亲去世早变得自卑。在生活中虽然获得了一些补偿，但一直没有人能够代替父亲。

【家庭关系】

6年前母亲脑出血，父亲12年前突发心脏病猝死。与父母关系良好，更加亲近父亲。

【访谈印象】

意识清晰，接触被动，情绪比较低落，心烦，心悸，坐立不安，否认有思维迟缓，否认有消极观念，自觉近期心情差，有时候哭泣，主要原因是担心自己得病。情感反应协调，精神活动与环境协调一致，自知力存在。患者动作僵硬，语速急促，双手放在口袋，很少与治疗师目光交流。

【诊断】

焦虑障碍。

【治疗方案】

心理治疗：动力学取向整合治疗。

药物治疗：西酞普兰，口服，每日2次，每次5mg。

【心理治疗】

第1次来诊　患者能自主叙述个人成长经历，存在父亲突然丧失、母亲脑出血及感情纠葛、工作生活压力几个大症结。叙述过程中言语比较凌乱，在谈及亲人突然丧失时存在明显的阻抗。患者还特意提及很多不幸，尤其是父亲猝死的场景，认为这一场景在事发前曾经在梦境中出现。整个心理治疗过程完成得比较好，初步建立了比较和谐的治疗联盟。治疗结束时患者表示愿意接受治疗并期待下一次治疗。接下来的治疗目标是：帮助患者找到症结；在医生的帮助下澄清事实并修通；识别现实因素并积极改善认知；构建新的思维模式和行为方式，开始新的生活。

第2次来诊　治疗师与患者重点讨论了丧失与焦虑之间的关系。患者自诉从父亲丧失以后自己的性格发生了很大的变化，变得自卑，直至大学期间不敢谈恋爱。希望患者重新评价"没有父亲的孩子是自卑的"，在治疗中治疗师帮助患者追忆了首次焦虑急性发作的情景，让其认识到此情境是偶发情况，不必像必然情况那样防御，提示患者思考，应如何对待急性焦虑发作。治疗师帮助其重建自我意识，重新评价自我。患者表示接受，愿意积极配合治疗。患者近日呈现轻躁狂状态，自我感觉较好，易激惹，但未出现滋事。建议继续住院观察。

第3次来诊　此次心理治疗的目的是和患者探讨今后的具体行动计划。患者表示今后愿意不断突破自我，勇于和自卑、焦虑做斗争。与患者建立近期目标：努力工作，提前还清住房贷款；准备生孩子；主动多和别人交流，尤其是家人。

治疗随笔

　　焦虑本是一种负性情绪，对人形成持续性的慢性折磨。虽然并无死亡的危险，但是焦虑的急性发作会产生濒死感，会给患者造成一种濒临死亡的心理错觉。这种错觉一旦经历后会形成心理阴影反复再现，使死亡的恐惧进一步加深。该患者经历了父亲的猝死、母亲的急症后，觉得人其实和死亡离得很近。当恐死焦虑到达一定程度后，导致焦虑急性发作。对于该种案例控制焦虑程度、澄清死亡现实从而消除恐惧是治疗的核心。

案例17：

前进的动力

【基本情况】

患者，女，16岁，高一学生。主因情绪低落，厌学，辍学在家6个月余。

【来访形式】

母亲陪诊。

【患者陈述】

我失去了学习的动力，在学校受了很大的打击，但是我真的不想回忆，也不想告诉别人，我认为这些事情并不是我不能适应学校生活的原因，但具体为什么，让我想也想不到。

【个人史】

家中独女，自幼父母宠溺。成绩优秀，顺利升入高中。

【家庭关系】

与父母关系良好，更亲近父亲。

【访谈印象】

患者意识清晰，被动接触，定向力完整，表情自然，答话切题，未及明显幻觉妄想。患者看上去面容清秀，比实际年龄稍大，约二十岁，衣着时尚，目光与医生交流时有些闪烁。

【诊断】

适应障碍。

【治疗方案】

心理治疗：与药物治疗同步进行。

药物治疗：药量要求偏小。

【心理治疗】

第1次来诊　患者暴露出极其痛苦的内心体验，失去了动力，认为自己是一个很优秀的学生，只是初三下半学期成绩下降，老师劝其辞去班长职务，心理上很受打击，当时真的有自杀的想法，又觉得好像已经被老师杀死了，自己的精气神也被杀死了。怨恨父母在中考之前吵架，以至于影响到中考成绩。在反复追忆叙述过去的经历时，患者产生厌恶体验。给予其积极的暗示，患者愉快离开治疗室。

在治疗过程中，医生体验到患者存在着明显阻抗，治疗前半个小时显得被动、抵触，后半个小时主动、语速明显加快。本次治疗提示患者继续思考：什么事情让我自卑。

第2次来诊　患者依然暴露出对治疗的阻抗，自诉"问题想不起来了，挺费脑子的"。在回答上次治疗结束时提出的关于自卑的问题时，回顾了三种引发自卑的情境：受到老师的否定与批评后对自己失去信心；初三物理化学听不懂课；在受到人表扬后要反复向妈妈求证别人是不是奉承。

在治疗时，患者承认自己存在明显的人际关系困难，如在告别学校时，有同学哭着对她建议以后不要用命令的语气与人交流，自己感觉很惊讶。比较对初中和高中两个重点中学不同的感受，对就读的高中有厌恶体验。

本次治疗，患者未完成心理治疗日记。治疗师体验到患者存在对治疗的明显阻抗。治疗师提示患者思考：存在哪些类似经历。

第3次来诊 前半小时患者依然被动接受提问，在后半小时，当描述到与其母因升学一事进行争吵时非常气愤，暴露出受伤的感觉。认为其母伤害、欺骗了她。经过认知的调整与情景对比，患者认识到母亲的不容易和自我认知上的偏差，对自己过去的行为感觉到厌恶。

第4次来诊 治疗过程中患者父母坦诚地描述了患者入院以来的真实感受。当父母痛哭流涕时，患者面部表情平淡。虽然患者表示愿意去上学，但还没有做好准备，心里可能会不好受。患者也表达了对家庭、对父母的看法，表现出对家庭的依恋和对父母的感情。治疗的最后要求患者思考2个问题：复学后的情境和自己该怎么办，以及面对家人的痛苦时自己的内心是怎样的。

第5次来诊 患者较上次有了更强烈的上学要求，上学决心坚定，给予相应的指导，患者表示接受。但对入学后能否适应校园生活及人际交往存在担忧，害怕回学校后跟不上学习进度，压力较大，害怕不能与同学进行积极的交往。本次治疗客观地分析了患者目前的情况，举例对比患者当前状态与一个学生角色应该具有的状态的差别，进行认知上的矫正，患者表示能够尝试面对学业及其他困难。

在治疗最后对患者进行积极的自我暗示，鼓励其恢复社会功能，学会换位思考，积累成功经验，建立自信。

治疗随笔

中学阶段正是青春期的孩子心理上的狂飙期。人有万千心结，时而悲时而欢，或喜或愁均是常态。但是如果心境长时间不好，且伴有思维的抑制，应该考虑是否产生了抑郁状态，这时候心理的支持是非常重要的。但这名患者在此状态下得到的不是支持却是打击，故境况会变得更糟，甚至会出现厌学和辍学。本案例的治疗还是比较顺利的，复学后的她仍坚持继续治疗。

案例18:

依恋同性的女生

【基本情况】

患者，女，19岁。对同性有好感，对男生没感觉，近期心里不舒服，怕被抛弃，负面情绪多，想摔东西。

【来访形式】

由辅导员陪诊。

【患者陈述】

我心里很不舒服，难过了就喜欢摔东西，这能让我发泄心中的难过。我不喜欢男生，甚至觉得他们是令人憎恶的，也不愿意和他们说话，更别提交朋友了。相比之下，我更喜欢和女生相处，也喜欢和她们在一起的感觉。我从小就有一种不如别人的感觉，就比如学习，考得不好就认为自己不如别人聪明，考得好了就认为是同学发挥失常了自己才会凸显。周围的同学都很羡慕我，因为家里经济状况很好，别人没有的东西我都可以有。但是每天放学回家后，家里一个人都没有，别人都有的亲情和陪伴自己却没有。

我现在上大学，在班里担任班委，有时候班委商量事情没有叫上我，我知道了以后肯定会大闹，谁让他们不尊重我呢。我甚至已经习惯了这样的表达方式，总觉得就算自己说出来也没有人理解。

【个人史】

患者家中行二，从小就没有在一个完整的家庭中生活过，户口跟着姥姥，并从小和姥姥一起生活直到初中。上学时曾听别人说自己是从垃圾中捡来的。小时候出门时都不能叫其父母爸爸妈妈，只能叫他们姑姑和姑父。上初中时，父母出去玩时只带哥哥不带自己，因为带着哥哥不用遭人白眼，直到今年十一国庆节爸爸才愿意带自己出去，但只是带自己见特别熟悉的人。这几年爸爸开始用上"教育课"的方式来关心患者。

患者在上小学三四年级的时候出现性别意识，认为自己是一个女孩，女孩和男孩的穿着不一样、上厕所不一样。曾在高二时看过 A 片。患者想占有自己的伴侣,患者上初中时曾经十分依恋一名女老师,高二时和一个女同学在一起 2 年,现已分手。现在开始依恋自己的辅导员。患者虽然有改变自己的愿望,却不愿意面对生活。

【家庭关系】

与父母关系疏离。

【访谈印象】

患者意识清晰,接触被动,情绪比较低落,心烦、心悸、坐立不安,爱发脾气、摔东西,情感反应欠协调,精神活动协调,自知力存在。

【诊断】

性偏好障碍。

【治疗】

心理治疗:心理动力学取向治疗为主。

药物治疗:患者拒绝。

【心理治疗】

第 1 次来诊

治疗师:被呵护的女孩子是一个什么样的体验?

患者:我哪知道呢?

治疗师:你为什么自己不做一个被呵护的女孩子呢?

患者:从小我就没感觉。

治疗师:你多大来的月经?

患者:十六吧,我也不知道。

治疗师:当时来了月经后的体验是愉快的还是痛苦的?你是什么感觉?

患者:没感觉。

治疗师:月经是一个女人成熟的标志。

患者:我不知道。

治疗师:你生物上没学过?

患者:没有,我没注意到。

治疗师:月经是……(治疗师对月经进行了解释)

患者:我对男的不感兴趣……

治疗师:在肉体上你是一个健康的女孩,对吗?和你交往的那个女孩是什么感觉?她怎么看?

患者:是她先开始的,是她说喜欢我,还亲了我一口。

治疗师:你当时有没有幸福感?

患者：有点！当时说不出来，现在说来是一种被爱的感觉，但是我不习惯被爱。

治疗师：你奶奶还是很爱你的，对吗？

患者：嗯。

治疗师：奶奶怎么爱你？

患者：对我特别好，什么事都向着我，我要什么都给我，我写作业都陪着我，陪我出去玩，别人说我都向着我，好多好多……

治疗师：如果奶奶知道你是一个喜欢同性的孩子，奶奶会是什么感觉？

患者：她肯定疯了！

治疗师：奶奶期望你是什么样子，穿什么衣服？

患者：她希望我把头发留起来。

治疗师：奶奶都八十五了，奶奶要是没了，你会怎么办？

患者：我肯定崩溃了。崩溃了就是没希望了，没有爱了。除了她就没人再爱我了。

治疗师：这件事对你来说是特别悲惨的事情，是不是除了奶奶就再也没人爱你了？

患者：（指向旁边的辅导员）还有。

<u>第 2 次来诊</u>　在过去的两个月，患者认识到自己是一个女孩，觉得自己应该乖巧一些，作为一个女孩，应该沉默、安静一些，应该渴望被保护，需要有人陪着自己。

前一段时间心里不舒服，喜欢摔东西。现在自己是班级里面的一个班委，其他班委没有和患者商量就决定了一件事情，患者很生气，后来因辅导员没有为患者说话，这让患者更加生气，因此想一走了之，但被同学拦住。患者陈述自己当时只是一时冲动，并不想真正出走，感觉自己走后会给老师带来很多麻烦。这是患者惯用的表达方式，从小就不喜欢和别人交流，因为觉得说出来也没有人理解。

患者诉和以前高中女伴在一起两年，现在特别想念她，心理的依赖和性方面的冲动使患者特别"难受"。

<u>第 3 次来诊</u>　在过去的一周，患者喜欢在学校自习室待着看书，并且和辅导员的关系发生了微妙的变化。治疗师指出辅导员可以像妈妈一样关爱患者，但是辅导员不是妈妈，不能无节制地向辅导员索取爱。

患者从小学时就有一种被抛弃的感觉。感觉周围的人随时可能抛弃自己。辅导员说最近患者和以前相比更能独处了。

<u>第 4 次来诊</u>　患者和老师发生误会，非常生气，将自己的头发剪短，父亲知道这件事后责怪了患者。患者在宿舍撕书，毁物，感觉心跳得特别快。患者认为老师喜欢自己，老师很在乎自己的发型，所以患者希望通过剪发让老师痛苦。治疗师建议患者多看一些少女杂志，时尚杂志，多学化妆、打扮之类的知识。

该患者两年以后随访，毕业后考入事业单位工作。已经开始和男生谈恋爱。与父

亲的关系修复较好。与母亲关系较疏远。奶奶已经去世。和辅导员保持较为密切联系。重大节日会登门拜访。

治疗随笔

以2年后的追踪治疗效果看，患者能够和异性谈恋爱，说明患者并不是真正意义上的女同性恋。在这个案例心理治疗的过程中我们看到了患者依恋关系中的问题，患者在学习爱与性的过程中受到了很多忽略，以至于在其内心产生了很多对性的误解。所以做父母虽然没有一个机构发合格证，但是父母的行为对孩子产生的影响决定了孩子的一生。

案例 19：

抵触同房的男人

【基本情况】

患者，男，25岁，高中学历。主因有同性恋倾向，抵触并且不和妻子同房6个月余前来就诊。

【来访形式】

母亲伴诊。

【患者陈述】

我高中辍学后一直在社会上混，工作不稳定。工作2年左右开始逐渐接触到同性恋的圈子，并且我感觉我应该是同性恋，然后开始与同性恋男子交往。我曾经与其他同性恋发生过男性性行为，并且倾向于做"受"的角色，我很喜欢被男人保护的感觉，有安全感。与妻子结婚是被父母逼迫的，我也觉得应该要完成自己的男性角色。结婚后，与妻子育有一子一女，但是随后和妻子同房的频率下降，目前很抵触，并且半年没有和妻子同房。我不想做同性恋，想做一个好丈夫、好父亲，但是我又没有办法接受妻子，我该怎么办。

【个人史】

患者有兄弟姐妹两个，在家中排行老二，和姐姐关系最为亲密。患者母亲性格比较强势，会为患者安排许多事情，甚至有许多事情是一手包办，患者父亲性格软弱，而且常年在外工作，与患者沟通较少。

患者高中辍学后在自己家里面的工厂上班。曾经有一位女同事向他表白，但是患者却不为所动。结婚后，患者逐渐和以前的同性男伴断绝了往来，在家中对孩子很好，但是和妻子关系紧张。妻子性格内向，不善言辞，患者很少与其沟通，心中有压力时也常常逃避现实。

【家庭关系】

患者从小与母亲一起生活，父亲常年外出工作，与患者沟通较少。

【辅助检查结果】

实验室检查发现，患者性激素和性染色体都正常。

【访谈印象】

患者心理年龄与实际年龄不相符，心理年龄偏小，言语表达流利，接触主动，有主观求治欲望。未及焦虑抑郁情绪并且没有精神症状。

【诊断】

性偏好障碍。

【治疗】

建议以心理治疗为主。

【心理治疗】

第1、2次来诊　因患者是主动求治，并且主观求治欲望强，非常希望改变自己的性取向，完成自己在家庭中扮演的角色。因而在治疗的一开始就与治疗师建立了良好的治疗关系，并且主动说出自己曾经的同性恋经历。在治疗过程中，治疗师主要通过积极关注、鼓励、温暖等方法，掌握了患者的基本情况，并且鼓励患者说出过往与男性伙伴的性体验，体会他们和妻子的不同。随后，治疗师通过认知疗法来纠正患者的不合理观念，用冥想等手段让患者想象体会其妻子所能给予他的快乐，帮助患者接纳自己，完善其在家庭中所扮演的角色，帮助其进行心理成长。根据第1、2次的心理治疗发现，患者主要有以下特点：

首先，患者为25岁的成年男性，认知能力完整，意识清晰，能准确表达自己的观点，但是心理年龄小于实际年龄，在心理上没有完成对自己作为男性角色的认同；其次，患者享受在同性交往中，"攻"的一方给自己带来的安全感和满足感，而且认为先有情才能有性。根据患者的特点，治疗师以患者为中心，就患者的主要困惑展开讨论。

治疗师：说说你的情况吧。

患者：其实我是个同性恋，但是我自己有家庭了，我就是想通过治疗改变自己的性取向。

治疗师：那你和你妻子有多久没有同房了？

患者：半年了。

治疗师：嗯。

患者：我和妻子的关系不是很好，她也不太爱说话，不过我们最近的关系比较缓和，我们除了性以外的事情基本正常，不过我觉得可以调整吧。

治疗师：你觉得自己能完成男性的角色吗？

患者：能完成。

治疗师：但是性角色完成不了是吗？

患者：对。

治疗师：你觉得男女的差异是什么？

患者：就是男性较主动，女性较被动。

治疗师：嗯，那其实男男和男女的性关系没有太大区别，你同意吗？

患者：可能我本身比较希望被照顾，希望得到关爱。

治疗师：其实你和妻子的性关系里面也可以让你的妻子比较主动，来拥抱你，关爱你。

患者：可是我心里面的坎过不去，虽然她主动，可是心理难调整，毕竟她是女的，和男的还是有区别。

治疗师：肯定是有区别，但是你放大化了这种区别。比如你和其他女性朋友之间的关系，和与你哥们之间的关系其实没有太大差别吧。

患者：我也有女性朋友，关系很好，感觉老婆和她们是不一样的，和她们在婚后不常联系。

治疗师：你是怎样界定男性和女性的区别，什么时候开始界定的？

患者：小学时候，和女性接触多，向女性方面发展，希望可以慢慢转变。

治疗师：嗯，我们也希望可以撬动你的感觉，让你发生一些改变。你和男性伴侣的性交方式是什么？

患者：肛交。

治疗师：那你是攻还是受呢？

患者：受。

治疗师：那你做过攻吗？

患者：做过。

治疗师：当你做攻和受时性器官的体验有什么不同吗？

患者：有，受和攻不同，受时感觉比较好。

治疗师：你和男女性交时性器官的体验有什么不同？

患者：没太大区别。

治疗师：那你和妻子做爱的时候，妻子也是受的一方，她有性兴奋吗？

患者：我感觉她没有什么反应。

治疗师：你们也没有前戏吗？

患者：嗯，感觉就是单纯地执行和结束。

治疗师：你和男性有前戏和调情吗？

患者：有。

治疗师：我们现在来做一个假设，有一个30多岁的女人，她非常懂得爱的技巧和性的技巧，很风情和浪漫，会勾引你，你会接受她吗？

患者：我也不知道。

治疗师：那假如有这样一个女人，你的感觉会是怎样呢？

患者：感觉好一些。

治疗师：不要说好一些。比如妻子为你口交，用假体按摩肛门，给你充分的自尊，像古代的妃子一样，你的感觉是什么？或者说是《美人鱼》中的张雨绮来服侍你，你能和她能正常地性爱吗？

患者：不能。

治疗师：是不是因为一开始你就是和男性性交，所以你更希望是和男性在一起。

患者：可能是吧。

治疗师：我们现在是希望你的妻子能够扮演这种角色，让你可以转变，你觉得她可以做到吗？

患者：我也不知道。

治疗师：为什么呢？

患者：我觉得有了感情才能有性，是感情影响到了性。我希望我们之间可以相处得好，感情是前提，性方面能不能做到、好不好是由感情决定的。

治疗师：嗯，理解了。就是说假设有这样一种好伙伴，女性朋友，你可以接受吗？

患者：可以，以前有一个这样的，比我大，但是怕伤害人家，就坦白了自己的情况。感觉如果有一个平时打打闹闹关系比较好的人，即使做爱有点别扭也可以接受。

治疗师：嗯，那你其实和你妻子没有建立起爱的关系，妻子对你来说只是一个符号，一个代称。

患者：我们过得都很压抑，很少沟通，我只是觉得我应该给她好的生活，想用别的方面给她补偿，也在想可以用打打闹闹的方式和妻子改善关系，觉得如果这样改善的话，可能会改变目前的情况。不过我还是觉得男性能给我更多的安全感，我希望能在感情上被照顾。

治疗师：你喜欢被虐吗？感觉后位式有点被虐。

患者：不喜欢。

治疗师：你目击过父母之间的后位式吗？

患者：没有。我觉得自己更需要一种被照顾的感觉。我心眼比较小，这种性格像女生一点。我老婆心比较宽，不是说她像男人，就是性格比较大大咧咧，能力较差。我对妻子这种不满意会堆积在心里，我不爱沟通，会放在心里。而且我也没有信心，担心自己不能治好。

治疗师：那你首先要和妻子好好过下去，慢慢接受和妻子能够正常做爱，开发自己的男性特征，学会如何与妻子相处。

患者：嗯嗯，我觉得自己可以慢慢接受和妻子做爱。

治疗师：你和以前的同性朋友还有来往吗？

患者：没有，我觉得我目前已经成家了，不应该和圈里的同性恋来往的，只有相互交流，也不可以找情人。可是又觉得不甘心，我从来没有真正爱过，没有那种同性在一起很恩爱的经历，我有时候很憧憬和同性爱人在一起美好地生活着。我以前和自己的好哥们坦白过这件事情，觉得有这种很暖心的朋友感觉很好。

治疗师：嗯。

通过前半程的治疗，患者对治疗师说出了自己在同性恋中扮演的角色，和与妻子的紧张关系，呈现了一个同性恋内心的困惑和挣扎。治疗师在这个过程中主要通过积极关注、澄清、揭露等技术来和访者进行沟通。在治疗的后半程中，治疗师与患者深入探讨了造成患者同性恋倾向的原因。

治疗师：能谈谈你的父母吗？

患者：我妈妈比较强势，只要是她觉得自己是对的，她就会要求别人按照自己的方式来。

治疗师：嗯。

患者：我父亲在我很小的时候就一直在外面打工，一直都是我和我妈还有我姐一起生活。

治疗师：嗯。

患者：不过有时候我妈妈也会对我很温柔。

治疗师：嗯，你的母亲应该是控制欲很强的性格，这种情况下儿子会比较顺从。

患者：小时候接触父亲比较少，妈妈喜欢管着别人。我很容易妥协，是很听话的孩子。我比较爱乱想，爱纠结，脑子里会来回闪现各种事情。

治疗师：那你性格的改变应该和性取向的改变同时进行。

患者：嗯。

治疗师：那男孩子怎么就能变得有主见呢？

患者：脱离我妈，先远离她的监控。

治疗师：那你怎么做呢？

患者：就是慢慢改变一些。

治疗师：你是什么时候知道自己是同性恋的呢？

患者：不上学一两年之后知道自己是同性恋，慢慢和同性恋的圈子有了接触。所以后来遇到认识的女同事向我表白，我很惊慌失措，觉得很奇怪，不明白为什么会是我。

治疗师：嗯。

患者：我现在觉得应该要改变对妻子的态度，克制自己的同性倾向，来改变自己。

治疗师：我们要明确一点，我们不是把你的同性倾向给扼杀，而是说把你的正常对异性的喜欢给开发出来。

患者：明白了。

治疗师：所以我们的治疗目标就是你要完成一个再学习的过程，学习怎样去开发自己的男性特征，如何和妻子去相处，包括性的相处，主动向妻子表达自己的性需求。引导妻子学习性爱技巧相关的内容。你能认可吗？

患者：嗯。

治疗师：那我们接下来的治疗就围绕着这个展开。

患者：嗯。

治疗随笔

　　这个案例后来脱落了，后来我们电话追踪的结果是，患者因为时间和费用的问题不能坚持。但他认同曾经的治疗效果，愿意沿着这个思路去改变自己。

案例 20：

艰难地活着

【基本情况】

患者，女，33 岁。独生女，普通公司职员。主因情绪不稳定，心情差，烦躁，想死间断发作 3 年就诊。初步诊断为情感性精神病，目前在我院住院。

【来访形式】

由家人陪诊。

【患者陈述】

我心情很差，因为单位的事情感觉很苦恼，精力缺乏，做什么事都没有兴趣。我感觉我什么都做不好，烦躁，焦虑。最近听说我的两个朋友患有"抑郁症"，相继选择服药和上吊自杀，我很震惊，我的情绪也受了很大的影响，一段时间都很难受。我也曾经出现过消极观念想要自杀，但是如果我自杀了我的家人和孩子该怎么办。可是我真的好痛苦。

【个人史】

患者为独生子女，在父母的抚养下长大，无寄养经历，相较父亲而言和母亲的关系更为亲近。幼年时曾经有过情感创伤经历，没有性侵害经历。

【访谈印象】

患者意识清晰，接触尚可，注意力较集中，回答基本切题，未引出明显幻觉及妄想等精神病性症状，情绪低落，表情痛苦，有时哭泣，自称心情很差。患者着装得体，肤色暗淡，和治疗师交谈中始终低着头，很少有目光交流，双手交叉紧握。

【诊断】

情感性精神障碍。

【治疗方案】

心理治疗：以心理动力学治疗为主。

配合药物治疗。

【心理治疗】

第 1 次来诊 治疗师在治疗过程中发现，多方面的压力使患者产生了焦虑、抑郁情绪，影响了患者的社会功能和人际关系。通过对患者症状表现、持续时间以及工作能力受影响程度的判定，界定患者为情感性精神障碍。在治疗的最后，患者解决了无法面对工作的情况，并且表示愿意尝试去应对工作中的挑战，治疗师建议其多和他人沟通、多运动，鼓励其快乐地生活，患者均接受。

此次治疗为在心理治疗室接受系统心理治疗 1 小时，目的是了解患者的症状，收集患者的发病过程信息以及成长经历。患者主因情绪不稳定，心情差，烦躁，想死间断发作 3 年，近期才来我院住院治疗。自诉从 3 年前开始，在无明显原因的情况下出现易怒、烦躁的情绪，并且认为自己没有能力，情绪不稳定，有时还会感觉头痛。当时服用了相关的药物，用后感觉效果一般，之后逐渐出现情绪低落，对什么都没有兴趣，提不起精神，精力不够，失眠等情况。患者 3 年多来一直未进行系统的治疗，持续一段时间后，自我调节心情好转。病情最近加重，因为听说自己两个朋友相继因为患"抑郁症"选择服药及上吊自杀后，表现出心情更加低落。今年 3 月份因为公司人事调整，自己职位变动，与过去相比差距较大，因此逐渐出现情绪糟糕，兴趣减退，精力缺乏，情绪不稳定，总是想到"死了会怎么样？"对于爱人有时想发脾气，控制不了自己。一想到孩子，会出现"如果我死了孩子会怎么样？"等类似想法，烦躁、易怒、失眠等症状加重。

治疗师与患者在第 1 次治疗中建立了良好的治疗关系，对患者运用积极关注、真诚等技术，打开患者内心，了解患者的发病过程和大致的成长经历，并且引导患者说出发病前以及目前情况，鼓励患者说出致病原因，完成此次治疗的目标。

第 2 次来诊 患者在治疗过程中表达，日常生活中情绪易激动，有时还会和周围人发脾气，担心公司的事情，心情不好时容易哭泣，影响正常生活。治疗师鼓励患者多和他人交流，给自己的烦心事和消极情绪找一个出口，多做一些有氧活动，还可以晒晒太阳，放松身心。

在这一次治疗中，治疗师询问患者过去 1 周的情况，在患者的陈述中观察患者的状况，看她的情绪是否有所改善，是否可以正常工作和学习，观察到患者情绪较上一周有所改善。治疗师给予患者一些建议，期待她下一次来有更多的改善。

第 3 次来诊 治疗师进一步了解到，患者有一个朋友因患抑郁症自杀，这使患者经常会去想如果自己走了自己的孩子会怎么想。总是觉得自己很失败，认为自己能面对弱者，但不能面对强者。现在自己心里很清楚自己的情况，对不喜欢的人、陌生的人几乎是躲避的，潜意识认为这个人有可能会伤害自己，有时会忽然出现某种想法。患者诉自己是一个比较内敛的人，身体会经常受伤，因此而胆怯，害怕再次受伤。患者认为这段时间做的违背自己心意的事情太多了，希望可以来这里解决自己的现实问题，表示等自己情绪好转一些后，将会重新开始自己的生活和工作。患者对自己的未来是有信心的，认为自己有能力去面对生活。

在这一次治疗中，治疗师和患者谈及她的朋友因抑郁症自杀的事件，可以看出患者对此表现出深深的忧虑，担忧自己的孩子，怕会给孩子带来影响。还了解到患者对周围人的胆怯，有焦虑的问题存在。治疗时给予了及时的矫正，得到了比较好的效果。

第 4 次来诊 患者在心理治疗室接受心理治疗 1 小时，患者自诉通过前几次治疗心情有明显好转，晚饭后也愿意出去到街道上和家人遛弯。但是想到单位的事情仍旧会感觉心情烦闷、情绪低、不稳定，难以自控。在治疗师的引导与矫正下，患者最后表示愿意自己去尝试着面对工作中的挑战，开始新的生活，治疗 1 周后患者出院。

治疗随笔

对于这类住院治疗的病人，情绪很低，并伴有较大剂量的药物使用的时候，分析的程度太深患者有时很难领悟，采用认知调整的办法可能更容易取得疗效。对该类患者积极的关注与支持也是十分重要的。

案例 21：

偷窥

【基本情况】

患者，男，19 岁，独生子。患者因想看女性外生殖器闯入女厕所 2 次，被女同学发现。学校得知该情况后，患者面临退学的处境，担心其他同学知道，校方要求其做心理治疗。

【来访形式】

家人陪诊。

【患者陈述】

由于我想看女性外生殖器闯入女厕所 2 次，被女同学发现了，后来学校得知情况后要求我来做心理治疗。第一次萌生这种冲动是在 3 个月前，我在上厕所时听到隔壁女厕所有女生打电话的声音，就想去看看女性外生殖器的样子。刚打开女厕所的门把对方吓到了，意识到自己在做坏事就跑出去了。后来没有再出现过类似的情况。第二次是一周前我经过女厕所时，突然又萌生进入女厕所看女性的外生殖器的想法，结果进去后被发现了。我现在又失望又失落，还担心更多同学知道，我以后还怎么在学校待呀。

【个人史】

独生子，父母的性格差异大但感情很好，家庭和睦，关系和谐。患者成长过程中父母给予的关爱和照顾比较多，从小被父母娇惯，经常无尺度地满足自己，很少被父母打骂。从小就不懂轻重是非，没有修养，如果自己有不想做的父母不会去强求。小时候成绩很好，性格内向、孤僻、朋友少。老师提供的资料与患者的陈述相符。

【访谈印象】

患者意识清晰，接触被动，回答切题，情感反应协调，精神活动协调，自知力存在。患者在性心理发育的过程中有些观念固着。

【诊断】

性心理障碍。

【治疗方案】

心理治疗：以心理动力学治疗为主，建议系统的心理矫治。

药物治疗：舍曲林，口服，每晚 1 次，每次 50mg。

【心理治疗】

第 1 次来诊　患者自诉在学校期间偶然听到女厕所里有女生在打电话，声音很有吸引力，当时有一种想去看一看女性外生殖器的冲动。结果刚一开门就把对方吓到，突然意识到自己是在干坏事，赶紧跑了出来。内心不平静，有失落感，也存在侥幸心理。没有看到对方脸的模样，只看到了身形，担心女生看到自己的长相，感到很恐惧，怕身败名裂。当时就很后悔，内疚，自己也不明白当时为什么会有那样的冲动，后来再没有出现过类似的事。1 周前从女厕所边上经过的时候，突然又萌生了进入女厕所的想法，想看女性外生殖器的想法比第一次更强烈。结果被发现，想着能不能逃跑，担心被同学们都知道了，心开始发慌。过后后悔自己的冲动行为。被发现后学校让其停课反省，面临被退学的处境。

治疗师诊断患者为性偏好障碍，建议其接受系统的心理矫治。

第 2 次来诊　患者性格内向，很多事情不愿意和别人分享，遇到事情喜欢自己憋着。希望父母陪着自己，但没有特意说过。有时候相较和同学们在一起，更喜欢自己待着，尤其是初中时和室友不熟悉，插不上话。认为父母从小很少管自己，自己也很少惹事，父母觉得这点很像父亲。觉得和陌生人说话时很难开口,和认识的人打招呼也特别被动。觉得自己和别人不是一个世界的,和别人没什么来往。初中时才有性的概念。没有和女孩子玩过性游戏,认为性是见不得人的,不能放在桌面上,觉得性不是值得炫耀的事。在男同学开玩笑吹牛的时候,第一次知道女性外阴是不同的。六年级或初一的时候,与女性接触时对女性的香味、身材、外貌感兴趣。初二、初三的时候对苗条的身材感兴趣,苗条的身材很吸引自己的眼球,认为这影响自己的发展。初三时有插入的概念,从这才有了想看女性外生殖器的想法。为这个想法纠结过,感觉就好像自己还没长大,认为这是不应该的事。当治疗师问到"这个年龄可以谈恋爱了,是否想过找个女朋友正大光明地做这些事情"时,患者回答说"从来没想过,也不敢去做"。

治疗师感觉到患者在性心理发育的过程中,有些观念固着。给患者布置了作业:体验男人与男孩的心理的不同。

第3次来诊 患者未前来诊治,父亲代诊。父亲陈述中得知:患者在小学入学前被打。在初中时曾在电脑室违纪被校方发现,被校方处分。患者做两次治疗后脱落。治疗师在这一次访谈中没有获得更多的信息。

第4次来诊 患者自从上次治疗后,谎称自己要去实习,要求终止治疗。1周前患者父亲来访要求开痊愈证明,考虑患者除存在性心理的问题外,还存在明显人格偏差以及撒谎、诚信度差的人格特征,并且对自己人格缺陷无正确的认知。通过与患者及其父亲访谈,患者及家属正视此问题,希望系统治疗。治疗师在访谈后给出建议:考虑到患者属青少年,其人格缺陷对社会及周围群体没有很大的威胁,建议边学习边治疗。

第5次来诊 患者从小被父母娇惯,经常无尺度地满足自己。自小不懂轻重是非,自身素质较差。自己不想做的事父母不会强求。小学时曾鼓动全班同学罢课。初中时军训第一次离家,虽然想家但不知道给家里报个平安。患者自己认为从小和爸妈感情一般,小时候经常和舅舅玩。从小很少接触女孩,没有亲密的女性朋友。高二时曾有一次短暂的恋爱经历,因女友没有与自己考入同一高中而分手,曾经拉过那个女孩子的手。

后来到了自己心仪的学校学习美术,在美术生里,学习成绩还可以,书本经常收拾得整整齐齐。高中时生活费1000元,经常要把面值弄得整整齐齐。尤其学美术之后,摆放物品很整齐,如果不摆放整齐自己会不舒服。自己没有在意,没有认识到这是不正常的行为。有时候同宿舍人的东西比较乱,自己想去帮他整理,认为自己有些小强迫。经常用圆珠笔时用两个一模一样的,这样才感觉顺眼。从初中时有了这种感觉,高中宿舍是4人间,别人的东西都很乱,但自己的桌子上是空空的,感觉这样比较舒服。患者表示这样做不是为了防御别人而是为了让自己舒服;画画调色时不能有杂色,因而总是画不好;借了钱以后总是急着还人家;有时候很久没有用过的碗,就为了心里舒服拿出来洗洗。患者去女厕所偷窥被发现后非常后悔,觉得这种行为和强迫关系不大。认为自己没有责任心,没有考虑后果。

第6次来诊　患者如约来访,对治疗依从。治疗师在这次治疗中主要和患者谈2个问题:一是性满足问题,讨论患者是否是流氓心理,患者对性行为的界定出现了问题,其想法和行为不是合理的。二是患者强迫性整理的问题,了解到患者在家里比较懒惰,依赖父母;患者本身不太注意强迫的事情,但别人认为自己有强迫的行为。

第7次来诊　这一次患者症状有明显好转。认为自己的情况比较复杂,但自己的行为、计划变得积极。在家里仍比较懒惰,总看电视和玩电脑。患者对未来没有信心,对爱情和婚姻没有思考。治疗师给患者布置作业:学习《恋爱心理学》。

第8次来诊　患者看《恋爱心理学》后觉得不道德,在访谈中治疗师发现患者回避正常的性感觉,并且对恋父、恋母十分抗拒。治疗师给患者布置作业:观看视频写出自己的感想。

第9、10次来诊　患者对进女厕所这件事心理上好受一些了。但患者不能心平气和地面对自己的问题,总是回避。治疗师发现患者治疗至今仍不能很好地表达性需求,在内心中异性的角色仍然是朦胧的。

第11次来诊　患者症状明显好转,自己想过单身的问题。做事总是怕自己做不好。很少跟不太熟悉的人说话,教不熟悉的同学画画很纠结。治疗师在治疗中意识到患者在近2次的治疗中表现出对治疗明显的抵触,患者给治疗师的反馈均是不合理的,比如"不知道",使用SCL-90量表测查,结果无明显异常。治疗师根据患者的接受程度调整治疗频率,改为两周一次。治疗目标设置为:让患者投入社会,恢复社会功能。

第12次来诊　患者因学校已给他办休学1年,边治疗边调整。故找到一份做室内设计的临时工作,开始上班。对目前的工作状态比较满意,对未来没有明确的设想,认为自己现在很好。治疗师发现患者仍有交往困难,对事情表现得被动,认为自己表现得不够好。患者症状明显减轻。确立近期治疗目标:让患者接触女性,合理表达自己。

第13次来诊　患者学校的同学前几天去集体写生了,看他们写生,心里有点不是滋味。患者说感觉嘴里很疼,在长智齿。治疗师问及其是否愿意承担责任,其表示肯定。当问及如何处理其性欲望的问题,患者沉默后表示不知道该如何解决。治疗师又问及为什么不找一个女生开展正常恋爱,患者认为没有合适的,其认为找女友一定要走到结婚,有许多客观条件的限制,感觉到自己追求完美,将爱情理想化。患者心中完美的配偶类型是要和自己想法特别一致的。在做作业、绘制作品的时候会感觉自己的想法和别人不一致,但明白有不同的想法是正常的。患者感觉自己有点强迫症心理,前一阵在家看自己手机界面,感觉不舒服,就去研究做手机主题,并成功做了一个。患者睡前感觉心中很"空",休学至今感觉自己碌碌无为。最近在练车,在驾校预约课程抢不上合适的时间。前几天，工作单位不能请假，所以就没有去练车。休学的最后时间打算考完驾照，如果考不完，就找一份和专业相关的工作，锻炼自己的能力。在人际交往方面，患者主要和工作中的人接触，表示有机会想交一位女性朋友。最近感觉自己心情平静了，心理压力比之前轻。治疗师建议其结交好友，广泛涉猎，丰富生活。最后治疗师没有指出患者的性压抑，希望其在今后的生活中去体味美好的性与性的美好。

治疗随笔

对该类患者的治疗过程一定是学校、家长、治疗师三方联动的过程。很庆幸心理卫生知识的普及使学校认识到患者心理上的扭曲，并没有把他按流氓来处理。患者和其家长都积极配合做了较长程的观察与治疗。在治疗过程中也看到了患者同时存在一些撒谎和逃学的不良行为。这样案例的治疗过程很像一次重生的过程。

案例 22：

生意不是生活

【基本情况】

患者，男，43 岁。独生子，已婚，经商。患者因间断心悸、腰背部不适，发作性头晕，害怕再次发作前来就诊。初步诊断为焦虑症、惊恐障碍。目前在我院住院。

【来访形式】

自行来诊。

【患者陈述】

3 年来，我的工作一直压力很大，身体疾病也一个接一个，但是还一直在坚持工作。近 20 天突然头晕，当时感觉"气血"突然往上涌，出汗、心悸，觉得自己"活不成了"，后来自行缓解了。现在我不敢外出，不敢独处，害怕再次发作时没有人管我。现在住院我都要求有三四个人看着我，我很害怕我再出什么事情。我与妻子关系很不好，有婚外情，与妻子也就是名存实亡。而且近期因为我身体原因错接了两单生意，也让我焦虑不堪。我感觉现在的生活糟糕透了，我很害怕变得胆小，我不该是这样的状态。

【个人史】

患者为独生子，在父母的抚养下长大，父母关系还不错，家庭和睦，没有过寄养的经历，相较父亲而言和母亲的关系更为亲近，印象中母亲比较温柔。患者提及成长中有过情感创伤经历。

【访谈印象】

患者情感反应协调，精神活动协调，自知力部分存在，未引出明显幻觉、妄想等精神病性症状。治疗过程中反复坐起，出汗比较多，反复拭汗。穿着随意，说话时带有浓重的地方口音，对言语非常敏感，认为自己病重，因而更加紧张、害怕。

【诊断】

①焦虑症；②惊恐障碍。

【治疗方案】

心理治疗：以心理动力学治疗为主。

配合药物治疗。

【心理治疗】

第1次来诊　此次治疗目的是了解患者病情，收集患者的成长资料。了解到患者近3年来工作压力大，在商场上虽然是常胜将军，但是步步惊心，大出大入的结果让他习惯计算数字。他深刻意识到每次的决策失误可能都会变成自己的死穴。每天在"潮"中的颠簸已经让他精疲力竭。

第2次来诊　治疗师了解到患者的症状仍旧较多，妻子外出要约定好返回时间，逾期未回便会心烦、坐立不安，害怕家里没有人；不敢离开治病的医生，甚至让医生专门陪护，这样觉得有安全感；不能工作，不能开手机，害怕知道外界的任何事情，怕听到大的声音，仍容易紧张、心悸，血压也易升高；情绪稳定时血压正常。患者最近脾气变大，稍不顺心就会发脾气；但变得胆小，甚至一句话也会紧张不安和血压升高，严重影响日常生活和工作。

第3次来诊　患者由两位家属护送进入心理治疗室，交流之初患者全身不停抖动。自诉担心今年死去，因为有两个同行老板都于43岁时去世。随着交流的深入患者逐渐放松下来，逐渐暴露出心因，为此非常焦虑与恐惧，希望自己能尽快治好，愿意与医生配合。在叙述自己过去成就时不断发出笑声；在叙述就医历史时，自己觉得可笑之处会有笑声与笑脸，自行走出心理治疗室。治疗师感觉到患者易接受暗示。此次治疗后的医生体会：此心理治疗的难度在于纠正其现在离不开人陪护，像婴儿一样的生活模式。

纠正其心理上的退行。

第4次来诊　自上次治疗后，患者减少陪护2人，走出治疗室很愉快。患者这2天在不断思考单位用人以及权力划分等问题，认为原来自己的看法有些偏颇。诉说自己情绪不好、生活没意思。治疗师认为并非生活本身没意思，而是源于患者自己的情绪。患者和妻子已经有一个月没有夫妻生活，担心自己不能承受。治疗师提出患者近期的治疗目标：按普通人的行为标准要求自己。

第5次来诊　患者自体验过惊恐发作后，对死亡存在心理上的过敏。感觉自己的行为存在一个限制的范围，不敢开展业务，不敢一个人待着。一直服用抗焦虑的药物，但不能消除上述紧张，内心为很多现实的问题纠结。在做完心理调整后，患者能接受治疗师的建议，积极行动。

第6次来诊　通过此次治疗，患者认为自己的病情比入院时有所好转。此次治疗中，治疗师发现患者暴露出以下几个问题：①数年来，一直有婚外情感困扰着患者；②患者因为病情，错过几单生意，非常后悔；③患者认识到自己并没有身体疾病，是心理因素困扰着自己。

治疗师针对患者暴露的问题给予适当的建议，希望患者可以恢复正常的社会功能。该患者因恐惧而出现回避退行行为，背后存在较为严重的焦虑情绪：既有道德焦虑也有分离焦虑，还有一些现实焦虑。经过分析加认知调整，其间也给予了很多支持，患者症状缓解。症状的消失与药物的配合有密不可分的联系。经过治疗，患者出院之后每半个月与病房管床医生随访，病情稳定。未再接受心理治疗。

治疗随笔

治疗师全程积极陪伴患者，无条件关注患者。在第一次治疗中掌握了患者的基本情况，并鼓励患者说出导致其现状的重要生活事件，从叙述中了解到患者性格比较敏感，来自工作的现实压力很大。生活中多方面的压力使患者产生了焦虑、抑郁情绪，影响了睡眠和食欲。治疗师对患者症状表现，持续时间以及工作能力受影响程度进行判定。治疗结束前患者减轻了自己对惊恐发作的担忧，对未来工作计划比较清晰，建议其带着症状去生活，鼓励其勇敢地去尝试，患者接受并表示自己已经好很多，想早点出院。这类比较自负的"成功人士"，会用退行的防御方式来埋藏自己的痛苦，对自己的心因也暴露困难，大部分案例中会伴有性和情感的纠葛，甚至有时会有移情的爱投注到治疗师身上，治疗师在治疗关系中要明察。

案例 23：
心理阴影

【基本情况】

患者，女，23 岁。独生女，已婚，农民。精力减退，情绪低落，高兴不起来，脑子反应迟钝，但又敏感、多疑，存在幻听、妄想等精神病性症状。精神科初步诊断为"抑郁症"，目前在我院住院。

【来访形式】

患者自行来诊。

【患者陈述】

我最近情绪很不好，也不愿意管孩子，对什么都没有兴趣了。睡觉也很差，经常失眠，感觉自己的生活都没有什么希望了。我感觉我的丈夫出轨了，我看过他的手机，有人给他发消息，但是他不承认，这件事情对我造成的困扰很大，但是我对我自己又没有信心，很怕丈夫的出轨对象比自己好，比自己漂亮，我最近还听到了别人说我是狗，时常那个声音就会出来，我觉得我的抑郁症挺严重的。我对于丈夫其实还是很满意的，我现在只想病好起来，我现在只想照顾好我的丈夫和孩子。

【个人史】

患者为独生女，在父母的抚养下长大，没有寄养经历，相较父亲而言和母亲的关系更为亲近。父亲比较严厉，不善表达感情，遇到事情很少和父亲交流，怕父亲责骂自己。幼年时曾经有过情感创伤经历，无性侵害经历。

【访谈印象】

患者着装得体，表情木讷，目光略显呆滞，精力减退，动作迟缓，反应迟钝。意识清晰，接触合作，注意力欠集中，回答部分切题，情感反应协调，精神活动协调，自知力部分存在。情绪低落，主要是因为夫妻感情不好，敏感，多疑，有关系妄想，认为有人议论自己，凭空听到有人说自己，认为自己有抑郁症，否认存在幻听症状。

【诊断】

抑郁伴精神症状。

【治疗方案】

心理治疗：采用以心理动力学为主的心理治疗。

配合药物治疗。

【心理治疗】

第1次来诊 患者伴有失眠，情绪不稳定，心情不好，这种情况已经持续2年，病情加重的时候会伴有凭空闻语，敏感、多疑。患者自诉于2年前无意间发现丈夫有私存钱的行为后对丈夫产生怀疑，对丈夫的行为十分紧张。曾私下查过丈夫的手机电话来往，发现了些蛛丝马迹，反复思考又不好质问，于是不断观察丈夫的行为。有一次晚间10点丈夫喝酒后回家，发现丈夫手机接到了一条短信问"你到家了吗？担心你！"此时丈夫已经喝得不少，没法回复。自己就用丈夫的手机，回复了"谢谢"，对方再未回话。自己一夜未眠，自此失眠成了常事。脑子里不断地问自己，发短信的那个人是谁？后悔自己当时没有打电话过去问问。有时候会不停地想如果打过去是个女的自己怎么说，总是在揣度如果这个女人比自己漂亮又温柔怎么办？从此总看丈夫虚情假意，变得敏感、易哭、易怒。

第一次治疗主要是与患者建立良好的治疗关系，了解患者的基本情况和问题，看到患者习惯用压抑的方式表达自己，也看到了患者的心理冲突。

第2次来诊 患者在成长过程中存在创伤经历，由于担心父亲责骂而未对家长提起自己受伤。谈及此事，患者仍旧十分激动。谈话中患者不停地哭泣，不愿回忆当时的情形。治疗完毕后患者感觉心情放松。第二次治疗中了解到患者成长中有过创伤经历，但患者不愿谈及，提及就不停地哭泣、流泪，不愿回想，无法说出口。治疗师在此次治疗中不再触及患者的这段经历，在治疗结束时告诉患者回去可以做一做心理准备，期待她下一次可以试着说出来。

第3次来诊 在这一次治疗中，当治疗师再次和患者谈及童年的那段创伤经历时，患者比上次显得平静，能回忆起并说出当时的一些细节。现仍旧憎恨那个人，认为是他毁了自己的一生。觉得自己对不起现在的丈夫，他要照看自己和孩子很辛苦，希望自己能早点治愈出院。

从前两次治疗中可以看到，患者存在对性的过分敏感，以及强烈的自卑，一直以为自己是婚姻中的过错方。不仅不敢直面与丈夫对峙那晚的短信，反而更加自卑，认为是自己不好，觉得那个人或许比自己好。

第4次来诊 治疗师与患者再次提及那次创伤经历。当谈及那段童年的经历时，患者表示自己已经不再想这件事情了，自己现在只关心丈夫和孩子，希望能好好治病早点出院。此外，患者希望能学一技之长。治疗师表示赞同并且给予患者一定的鼓励，期待她出院后可以早日恢复社会功能，找到力所能及且稳定的工作，这对她的症状和家庭关系都是有积极意义的。

第 5 次来诊 患者首次谈及自己的父母，认为父母都挺辛苦的，但是他们没有供自己上学，可以看出患者对父母在潜意识里是有不满的。此外，患者觉得自己以前怀疑丈夫是不妥的，想想其实丈夫对自己还是挺好的，而且从照顾孩子的角度来看，丈夫比自己做得多很多。治疗师感觉到患者在心理上的成长和进步，治疗目标基本完成。

治疗随笔

治疗中了解到患者有一段童年的创伤，由于创伤性的经历留下的心理阴影，让患者在婚姻关系中表现得惴惴不安，从而产生焦虑、人际关系敏感，搞得家里杯弓蛇影、鸡犬不宁。加之生活中多方面的压力使患者产生了焦虑、抑郁情绪，并影响到睡眠和食欲。治疗师通过对患者症状表现，持续时间以及工作能力受影响程度的判定，界定患者有焦虑抑郁，全程积极陪伴、无条件关注患者，并配合药物治疗。在治疗的最后，患者解决了与丈夫的关系问题，对未来有一个具体清晰的规划，治疗师鼓励其快乐地生活，患者均接受。后期的随访结果患者情绪基本上处于稳定状态。

案例 24：

遗书

【基本情况】

患者，女。存在自残自伤行为 2 年余，来访前一晚割伤自己前、后臂，看到流血后感觉内心痛苦减轻，内心会平静。来访当天的早晨写下遗书，写完遗书要求来医院治疗。

【来访形式】

母亲伴诊。

【患者陈述】

我现在压力很大，我会故意割伤自己，感觉这样心里能暂时舒服一点。我父母在我小的时候就离异了，现在母亲单身，有一个性伴侣。因为母亲给了我很大压力，把所有期望给了我，要求我无论是学业成绩还是书法和古筝都要比常人做得好，我觉得上学特别累。来看病的前一天还在与母亲发生争执，我觉得已经无法承受了，她完全都理解不了我的心情。我的父亲也让我很失望，没有人会对我好，我不知道我活着的意义是什么。

【个人史】

3岁时父母离异，母亲之后与一个男人合住未结婚，经常争吵。自幼成绩优秀，被母亲逼着学习古筝和书法。偶尔与父亲联系但每次都失望。父亲性格暴躁，患者从父亲那里得不到温暖。

【访谈印象】

患者存在自我攻击行为，采用否认和掩饰等防御方式对抗外界。

【治疗方案】

心理治疗：采用以心理动力学为主的心理治疗。

药物治疗：盐酸舍曲林片，口服，每晚1次，每次50mg；碳酸锂片，口服每日2次，每次0.25g。后来家人告知患者拒绝服药。

【辅助检查结果】

防御方式量表：不成熟防御方式179分，中间型202分。

SCL-90量表：总分386，阳性项目86，躯体化、强迫症状、人际关系敏感、抑郁、焦虑等多项异常。

生活满意度量表：总分6分，不满意。

【心理治疗】

患者在治疗师咨询室内常采用掩饰和否认的防御方式对待治疗师的提问。心理治疗无效，后其母与治疗师仍保持联系。据患者母亲诉，患者仍在坚持上学，学习状态还不错。偶尔仍有自伤行为，不理就算了。患者母亲把患者的遗书（见下）送给治疗师，以便治疗师能够帮助更多的患者。

致世界

我不想摆架子，也不想用五花八门的阴阳怪气的高贵冷艳的强调无病呻吟，我只是想用心来摆明一些模糊不清的事情，谢谢。

我不知道潜在的是什么蠢蠢欲动的因素，危险或是希望重现，我不想知道，只要有人倾听我的话就行。

对家人、亲人，我态度恶劣，这我知道，我反感那些将一切都归于我的错的人们，还有阴险的一切，凭什么我要为了他们将自己放在地狱之火上煎炸，把自己搞得痛不欲生，我知道我的三观不是很正，但杀人偿命这个道理我还是明了于心的。我一直向往的是可望而不可即的自由，我希望有人明白，有人了解，除了自由，我别无所求。

有许多事需要一点一点掰开说明白，至于叛逆，我想你们都傻了。好啊！算我自掘坟墓，我不计较了，就此放下一无所知的垃圾，再见！

是不是说早了，请再等等我！

恨透了这个世界之类的娓娓抱怨，我已无力再说了，我厌烦了，我要死，我知道我一定面目狰狞扭曲到极点，还好我不在乎！

然后跳转到自残事件，想了想，我不想多说一个字，请问：自残有问题吗，伤天害理吗？我伤到你的心了？关你什么事？两年的自我伤害，让我学会了一个道理，除了听这个东西，没人在乎你。他们有锋利的舌头，一点一点地吞噬着心脏，不管它是残缺不全或是在一片血泊中缓缓蠕动。听，它毫不留情，它会听你用鲜血倾诉，不论是对自己的厌恶，对人类的不屑，还是对世界的唾弃，它照单全收，吞下后便不复存在了。世界被解放了，无忧无虑，是谁为这单调的一切平添色彩？是鲜血染红的夕阳吗？扯得有点远，回到主题。每个人每时每刻都在用心底痛苦的眼泪浇灌撒哈拉的沙漠，所以，leave them alone，自己的痛苦向自己诉说。

絮絮叨叨的自己都烦。下一件事，自卑。我不喜欢别人直视我，每个人都像一个定时炸弹，在某个不可思议的瞬间，它就会炸伤所有人。因为我毫无感情，所以一切行云流水不足让我感到。但是，每个人都是面具隐藏下的一只怪物，野兽，试着用甜头品尝别人的恐惧痛苦，那么无耻可悲。不是我的错，错误的源头是世界，是险恶可恨的环境。

畏惧一切事物是不是也不足为奇了？我不想开口说话，只想面对自己。我抚慰着自己，自己也许是一无是处，但依然可以在悲惨世界中面对毒蛇野兽，我害怕，害怕得殚精竭虑。

自杀，一种看似叛逆的行为，其实不值一提，令人惊愕的是家人发现后愚蠢的疯狂——你（妈妈）发疯流泪给谁看？你矫情无助给谁看？你软弱不堪一击还有脸告诉别人？逢场作戏的婊子，你怎么不去死，给这个世界一点宁静一点回馈？你一脸悲伤满眼通红给谁看。

我很平静，没事，继续。

厌学这一点，我相信世界上的所有学生都有厌学情绪。

愤怒是一件天赐的礼物，你可以恬不知耻地利用它去做一切事情，自己梦想过数百次但从未着手去做的事情，比如说杀人。我不得不承认想象力是一件不可多得的天赋。

如果生活美好，谁会选择死亡。

一切无从改变，我宁愿搭进去一条生命。但真的为了一切成立，或者为了荒谬至极的理由，我心甘情愿去自杀，我有一个未来。

我收回上一句话，因为我没有未来，只要离开了这个世界我就可以为所欲为，我可以得到一切我想要的和不想要的。

直到一切分崩离析。

治疗随笔

其实患者死亡的决心并不坚定。这不是一封遗书，而是一种极端心态下的心情描述，一个孩子愤怒的呐喊。为人父母难，单亲母亲更加不易，但作为母亲，应该帮助患者培养创造快乐的能力。值得高兴的是，这名患者母亲一直和医生保持联系，所以其教育方法改变后，患者的心态继而得到了改变。

案例 25：

同铺非兄弟

【基本情况】

患者，男，30岁。未婚，旅游业职工。

【来访形式】

朋友陪同就诊。

【患者陈述】

我失眠已经 10 多年了。约 10 年前出现失眠，没有太重视，最近失眠情况越来越严重了，我时常感觉到担心，没有安全感。想与"哥哥"在一起，这样有安全感。我工作压力很大，不论怎么努力我的领导就是不满意，我感觉我的能力很差。母亲从小就打击我，不论我做的是对是错，母亲总是说我做错了。我有一个妹妹，彼此交流很少，父母更喜欢妹妹，对我关心很少。与同事出差时住酒店，晚上我会害怕，会做噩梦，会与同事挤在一张床上睡觉。我在与一女孩谈恋爱，但感觉一般。

【访谈印象】

患者神清貌整，接触被动，可及焦虑情绪，情绪低落，回答切题，注意力集中，未见幻觉及妄想，未见怪异行为，自知力存在。

【辅助检查结果】

脑状态检查：脑排空 70，外专注 20。

SCL-90：总分 323，多项呈重度表现。

生活事件量表：总刺激 78，负性、工作学习压力 78。

【诊断】

①焦虑状态；②性偏好障碍。

【治疗方案】

心理治疗：性心理治疗第一个月每周一次，一个月后看情况调整为 2 周一次。

药物治疗：米氮平片，口服，每日 2 次，每次 15mg；柴胡安心胶囊，口服，每日 2 次，每次 1g。

【心理治疗】

<u>第 1 次来诊</u>　患者自诉不管自己如何努力，领导都不满意，尽管自认为所做的事情是对的，但是经理总是认为是错的。患者自小缺乏拥抱体验，父母经常吵架，在姥姥家长大。寒暑假亲戚家的孩子都来姥姥家，自己想跟他们玩，不知道为什么，父母不同意。在姥姥家就好像监狱，去厕所也需要告诉姥姥，亲戚家的孩子犯了错误还要自己替他们背黑锅。姥姥曾说"这个孩子，不让他来，他又来了。"自己听到后，心里难过，从姥姥家离开。曾有一次，自己生病住院，是经理帮忙安排的，自己非常感激。出差晚上做噩梦，与经理一起睡觉，自己才有安全感。当时只是自己抱着自己的被子，到经理床上与经理一起睡。经理的能力强，很崇拜他，与经理的情感是像亲情，自己累的时候想找个肩膀依靠，寻求支持鼓励。

患者胞二行一，有一个妹妹，与妹妹差 14 岁，父母对妹妹关爱多。自己得不到关爱，想找一个对自己好的人。自我评价低，幼稚、不成熟。自小缺乏安全感，抱被子睡觉。从小就自卑，家庭氛围不快乐，家人对自己不好，自己总是受打击，自己想做好，

想证明给家人看自己能行。

音乐放松（第1次治疗）：患者听到了水声、古筝声，想到了高山流水；想到了自己会去帮助弱小的女生，比如她们打架受到欺负，就会去帮助她们；想到了"白素贞由蛇变成人形，沐浴的情形"。自幼怕蛇，一直向往爱情，想到"白素贞"是因为她漂亮，在看"白蛇传"的时候会模仿电视里"白素贞"的行为举止。这样做，一方面是觉得电视里的音乐好听，一方面想找"白素贞"一样漂亮的女孩当女朋友。

患者从事旅游行业，与导游女孩有接触，只是拉手，不做深入接触。如果不与女孩结婚，就不会去跟女孩接吻、发生性行为、同居。承认自己曾有性冲动，曾幻想自己扮演女性角色与经理一起接吻。

第2次来诊 患者诉自己感觉不到领导的信任，每次自己和客户沟通完，经理都会再一次去确认。自己与经理是互相尊重的，但是经常会发生争吵，而且自己每次解释，他都不听。自己从来没有把经理当成性对象，一直把他当作自己的哥们，但是可能给他带来了不必要的困扰。

音乐放松（第2次治疗）：感觉自己在经理旁边时，会觉得踏实。如果经理不在，就会感觉担心，缺乏安全感。患者的噩梦常与深渊、棺材、死人有关。基本没有"美梦"。认为自己没有"气场"，正能量严重不足。

患者一个月会自慰一两次，自慰时，经常幻想成熟的男女做爱的场景。自己既不是男人也不是女人。在治疗师的催眠暗示下，患者第一次幻想与女性做爱的场景，体会到男性的角色。幻想自己与男性亲密的举动时，感到很恶心。

第3次来诊 患者诉自上次治疗后，能坚持自己的男性身份认知，近几天患者与其暗恋对象聊天，她说自己身上还有"孩子气"。患者与经理现在的状态是"相爱相杀，隔一天吵一天架"。自己想辞职，想把经理忘了。患者不想去依赖经理，想自己独立。认为经理说话不算数，没信用。在患者看来，经理是在"装"，没意思。

患者想离开经理，想摆脱依赖。做旅游有8年了，但是没有攒下钱。想转行做面点，因为现在做的行业付出与回报不成比例。患者觉得付出多，得到少。患者回忆在做手术前，还在为公司发广告，做宣传，做市场。而且自己为人很好，有自己的客户，认为自己挣钱供养着办公室的人，感到不平衡。公司效益的创造，自己能占到1/4，其余是经理的老客户。

患者曾与经理提过"薪资待遇"的事情，他总是口头答应，没有实际行动。而且经理拖延差旅费的报销，自己需要申请几次才能报销，经理还说自己"烦"。自己不喜欢占他人的"便宜"，如果不能给单位带来效益，自己不会赖在单位不走。

第4次来诊 患者诉服药后症状好转，情绪有所好转，但是不想工作，为调整药物，特来诊治。患者知道经理对自己好，自己也懂得知恩图报，但自己对现在的生活状态不满意，感觉体现不出自己的价值，想换工作。

治疗随笔

　　治疗师帮助患者认识到自己与经理是兄弟的关系，帮助患者澄清自己内心的性别角色。纠正患者的不合理信念，使患者意识到经理需要权衡很多东西，患者应该明确自己的性角色。

案例 26：

孩子患病之后

【基本情况】

患者，女，29 岁。已婚，普通员工。

【来访形式】

患者单独来诊。

【患者陈述】

我现在有些抑郁，情绪很不好，睡眠也很差。我的孩子 1 周岁的时候在医院诊断为"白血病"，我知道后带孩子就医治疗，治疗后孩子病情好转。近来孩子的"情况"不太好，我总感觉我的孩子得病是因为我，都是因为我的不注意才让孩子遭罪。我现在做梦，会一直梦到孩子"不好"。我的爱人工作可以，有一定的经济来源，我对他还算满意，但是也因为工作原因照看孩子很少，一般都是我在操劳。我觉得我现在的状态很不好，这会影响我的工作，感觉这样对不起我的患者（在市级医院工作）。

【访谈印象】

神清貌整，接触主动，情绪平稳，回答切题，注意力集中，未见幻觉及妄想，未见怪异行为，自知力存在。

【辅助检查结果】

SCL-90 量表：总分 360 分，躯体化、强迫症状、人际关系、抑郁、焦虑、恐怖、精神病性呈严重表现。

【诊断】

①抑郁状态；②强迫性障碍。

【治疗方案】

心理治疗。

药物治疗：盐酸度洛西汀肠溶片，口服，每日 2 次，每次 10mg；普瑞巴林胶囊，口服，每晚 1 次，每次 75mg。

【心理治疗】

第 1 次来诊　　患者诉自己目前对生活中的任何事情都不感兴趣，不愿意进医院工作。患者一看到病房，就会引起不愉快的回忆，对医院有心理阴影。患者认为孩子生病的事情，是由于自己没有照顾好，当时家里买了一辆新车，自己经常带孩子出去玩，怀疑孩子是为此患病的，非常自责。

患者认为丈夫体会不到自己的劳累和内心的痛苦。患者独自面对孩子治疗过程中的一系列负性事件，也不与家人倾诉，压抑在自己心中，后来遇到所有的负性事件都压抑在心中。自己也很体谅丈夫的辛苦，不愿给丈夫增添麻烦，但会梦到丈夫出轨的事情。

患者诉自己以前性格开朗，乐观，但结婚后感觉自己很忙乱，一刻都没有放松过。因为孩子生病，选择生二胎。二胎之前曾经怀过一个孩子，但怀孕 3 个月就停孕了，对此也很难过。后来再次怀孕的时候，也非常焦虑。

第 2 次来诊　　患者诉自上次就诊以来症状好转，好转后自行停药，停药后出现头晕、睡眠困难等症状，特来复诊。医生建议与爱人一起来诊，爱人在银行上班，要出差，没有来。患者目前仍休息在家，没有工作。每次要去医院上班都不愿意去，特别排斥医院，回避医疗场所。

患者自幼喜欢追求新奇的事物，目标性强，上学、考大学、读研都是这样，比如上学就是为了找工作。这期间不在乎自己快不快乐。给孩子看病的时候也是，一个疗程结束后，就盼着下个疗程快点来，然后结束，循环往复。患者就是追求结果，不考虑自己开不开心。

患者认为让自己最开心的事情是找了一个满意的老公。患者曾努力提升自己来提高与老公的匹配度。老公的能力受领导肯定，但是没有职位。老公可能认为不公平，患者也觉得不公平。

案例 27：

上升的境界

【基本情况】

患者，女，16 岁，学生。

【来访形式】

由家人陪同诊治。

【患者陈述】

　　我 1 个月前因为白天睡的时间比较长，担心晚上睡不着开始失眠，然后胡思乱想，并伴有心慌，越担心自己失眠影响学习就会越紧张。两个星期前，我突然有了生活没意思的想法。我是独生女，父亲对我非常严格，经常因为琐事打骂我。我从小学习成绩很好，六年级时和同学讨论性的话题，被老师知道，我特别担心父亲知道，差点给老师跪下。今年暑假听到父母做爱的声音，觉得特别恶心，此后总是缠着母亲，不希望母亲跟父亲同房。而且我现在感觉被父母逼迫进了第三种境界，比父母高一等，他们就是行尸走肉，我的境界里只有我自己。

【既往史】

　　患者曾因"焦虑不安"在神经内科诊治，以"焦虑状态"收入院治疗，入院后查"头颅核磁、脑电图"等均未见异常。在神经内科住院期间，只要回到之前待过的地方就难受，不愿去熟悉的地方，不想听到父母安慰的话。之前医生问自己是否有幻想，自己就开始不断地想，自己是否有幻想。总担心跟医生没有说全，担心说错话。心里总有两个人在打架，两个人想法相反。感觉自己跟别人没在一个空间里。治疗后出院。

患者因"控制不住地想事情，睡眠不好，梦多"要求住院治疗。以"童年期情绪障碍"收入精神科住院治疗。入院后躯体及神经系统检查未见阳性结果。服用舍曲林 175mg 早一次，阿立哌唑 10mg，服药后情绪改善，反复想事情好转，心烦焦虑减轻，能够在病房内参与活动及与其他人沟通较好，夜间睡眠饮食正常。服药后视物模糊，乏力感减轻，诊断修正为"强迫状态"。治疗约 1 周后，再次出现反复想事情，做完每件事情就好像上升到另外一个"境界"，然后就感觉没意思，自己好像不和大家在一个层面，所有的事情好像和自己无关一样。

患者在精神科住院期间有 1 周时间出现心情不好，担心父亲打自己。在老家时其父训患者，患者就会装病。总感觉自己跟别人不在一个境界里，不在一个时空里，周围的环境不真实，怀疑妈妈不是自己的妈妈，觉得活得没意思。每次难受完，心里就有一个"坏人"就说自己是装的。夜间做噩梦，梦见小学老师骂自己，梦到自己做不出题，自己像跌入了一个深渊。治疗后患者出院复学。

复学后 2 个月家属诉患者逐渐出现不真实感，经常感觉到和其他人不在同一个世界。

患者告知父母自己难受但是没有人相信自己，认为父母不管自己。要求做心理治疗。

【访谈印象】

患者意识清晰，接触较主动，存在抑郁焦虑情绪；患者多采取幻想的防御机制，受暗示性强；对性存在歪曲认知，需进一步进行性教育。

【辅助检查结果】

青少年生活事件量表：人际关系、健康适应因子。

防御方式问卷：高分项幻想、躯体化、理想化、回避等。

SCL-90 量表：总分 356，躯体化、强迫症状、抑郁、焦虑、敌对、恐怖、偏执、精神病性为高分项。

【诊断】

强迫障碍。

【治疗方案】

心理治疗。

药物治疗：盐酸舍曲林片，口服，每日 2 次，每次 50mg；富马酸喹硫平片，口服，每晚 1 次，每次 6.25mg。

【心理治疗】

第 1 次来诊　患者认为父母不爱自己，每次与父母说话时，父母都持一种冷漠的态度，觉得父母不在乎自己。从小就觉得与父母相处很痛苦，自己闹的时候，父亲很生气，不能理解父亲的生气。虽然父亲说爱自己，但每次自己诉说难受的时候，父亲都很冷静，未表现出关心。去年在保定住院时出现了"境界"的想法，父母在第一个"境界"生活，阴暗的生活，面无表情，行尸走肉般生活。曾经第二个"境界"中的自己与父母关系还近一些。现在自己存在于第三个"境界"，这个境界里只有自己一个人，是父母把自己逼入这个"境界"的。觉得自己的灵魂与肉体是分开的，与父母相处的只是自己的肉体。患者用这种"境界"的想法来隔离自己和父母。

认为男女之间的事情很恶心，不想聊这种话题。曾听到父母同房时发出的声音，觉得难以接受这件事，不能理解父母有了自己这个孩子，为什么还要做这样的事，不能接受父母的性生活，害怕父母可能会不爱自己。不能正确处理。

患者有时非常高兴的时候突然说自己不应该这样高兴。说父母对自己没有感情，他们可能不是自己真的父母，他们像行尸走肉一样，表示自己的境界越来越高，越来越难与父母交流，希望父母拿自己当作病人，外人拿自己当作正常人。父母讲道理时患者说自己不是这个境界的人，和自己没关系。

第2次来诊　患者诉近期父母外出，自己与姑姑生活，感觉很好。但是依旧一看到父母就想和他们闹，不想让父母以为自己已经好了，认为那样父母又会不关心自己。患者回忆自己最开心的时光是幼儿园的时候，爸爸每次都去接送自己。但是上了小学后，爸爸就对自己要求很严格，还经常打自己，限制自己的生活，妈妈也经常帮爸爸限制自己。认为父亲之所以有这样的改变是因为他的老板，他的老板脾气很不好。

患者姑姑诉患者与自己相处时比与她父母相处要轻松。患者是由其父亲一手带大的，父亲为了给患者送药，曾辞职换工作，非常关心患者。但是患者父亲确实对患者比较严格。

第3次来诊　患者诉父亲出去半个多月了，不愿让父亲回来，父亲回来自己会不舒服。患者不想好，好了父母就不会管自己了。但总的来说是越来越好了，今由家人陪同复诊。患者诉第一次感到周围的事物是假的是在北国奥特莱斯的时候，父母在的时候这种感觉会偶有增强。患者现在恐惧父母回家。近来与父亲通话，父亲电话里骂自己，让自己心情不好，不想让父亲回来。平时能自己洗内衣，其余家务由姑姑做。平时在家不上学，需要有人陪患者去公园玩。自己与父母与同学与老师都不能相处，与他们相处就感到自己身处在"假的世界"。患者不想让父母恩爱，想和母亲一起，不让父母在一起。患者想得到父亲的关爱，曾通过自伤来得到父母的关爱，但是得到的却是父亲对自己简单粗暴的训斥。患者在现实中反复想是否应该去上学，反复在真假的境界中穿梭，痛苦自己也痛苦家人。

第4次来诊　患者自诉父母出差回家后为了不让父母看到自己难受，所以接受了父母回家和自己一起住，但是自己又无法做到和父母生活，所以每天晚上父母回家后自己就和姑姑外出逃避。

患者诉自己所说的"境界"一直存在，自己一直是在天上俯视着自己的父母。患者否认自己的"境界"是编出来的。患者很爱自己的父母，能听进去医生的话，能做一些力所能及的事情，比如：洗自己的内衣、泳衣，洗碗，独自遛狗。

患者自己认为治疗是有效果的。我以后要挣好多钱。我羡慕我的第一境界，但是我又不能面对性和学习。我很矛盾，自己一高兴就会难受。自己有一个理想：等我好了，我要当心理医生。以后我要解除患者的痛苦。我能让自己回到第一境界。虽然时间很短，但是我很高兴。

第 5 次来诊　患者诉最近状态不太好，妈妈回来一周，但是她并没有安慰自己，感到很不开心。现在父母不太关注自己，不理自己，感到很难受。前几天回老家了很开心，但是一开心就感觉自己不在一个境界，感觉与现实脱离，所有的东西都很假，继而内心很难受。最近自己通过倒腾小商品，挣了一些钱，本来很开心，但是一想到这是第一境界的事，就感觉很假。

家属（姑姑）述：

1. 她近来状态很不好，她母亲回家待了一周，她就感觉一天比一天难受，而且又不在一个境界了，母亲出差离家后，她就感觉好了。她认为父母是她最亲的人，但也是最伤她心的人，特别担心她的父母不爱她。她不想一家人快乐的生活，认为这样很假。

2. 她说就想让别人上学，自己不想去，九月份开学后也不去学校，而且等姑姑走后，还要和妈妈睡在一起，没有商量的余地。

3. 患者一见到她妈妈，就会想起住院期间妈妈对自己的百依百顺，说还想住院，因为这样能得到父母的关爱和陪伴。

4. 有一次说难受，自己跑出去了，并打电话给父母，让他们着急。

【回访】

经过治疗师不懈地努力，患者及其家属在情绪上都有了很大的改善，在之后的 1 个月的回访中，患者情绪稳定，症状好转，能回归学校，并与治疗师保持联系。

治疗随笔

　　性是人类的一种自然生理现象，青春期是青少年性生理发育的重要时期。在此阶段，青少年面临着成长的烦恼与困惑，以性成熟为主的一系列变化，包括身高、体重、体型、内分泌等生理变化，会使青少年手足无措，需要成年人的积极引导和耐心关怀。抓住这个人生发展的重要阶段对青少年进行性教育，对促进青少年的健康成长具有特别重大的意义。在青春期，如果缺乏正确的性教育和引导，青少年会产生对性发育的疑惑、神秘感、压抑感、罪恶感，以及手淫困惑、性意识困扰和性行为失当等问题。青少年自我意识的形成，健康人格的养成，良好人际关系的建立都与性教育密切相关。

下篇
案例督导

督导是精神心理科医生继续学习的途径，一般由具备精神病学和心理学背景的高年资主任主持，以病房的管床医生、精神科医生、心理医生、护士、研究生为研究小组，通过问诊搜集资料并进行心理学分析，使患者的病情更加明朗，给主治医生以治疗启示，同时提高所有参与者对类似病情的治疗与分析水平。

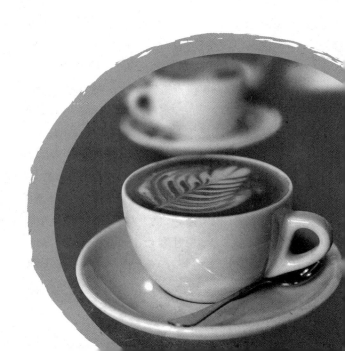

案例 28：

精明的"慈禧"

【基本情况】

患者，女，32岁。已婚，汉族，初中毕业，农民。主因担心、紧张4年余，加重伴反复检查8个月，目前接受住院治疗。

【病历】

患者4年前出现担心、害怕等症状。其带孩子外出玩耍时，一条狗突然跑到面前，虽然患者和孩子都没有被狗伤害，但从那以后患者出门见到狗就开始担心、害怕，害怕狗伤害孩子。孩子出门回家后，反复询问孩子有没有被狗咬。孩子去别人家玩耍，将医用针头带回家，其担心孩子被刺伤，反复询问孩子有没有被伤到。当孩子承认被伤到后，担心孩子被传染某些疾病，先后去几家医院检查，结果回报均无异常，但还总是控制不住地担心。当时家人未加重视，未就诊。8个月前，患者家玉米放在院中，招来很多老鼠，老鼠见人就跑，慌不择路时会从患者的脚上经过。患者会担心老鼠进房间啃食家具，睡觉时爬到家人身上，咬伤孩子。后反复检查门窗是否关好，只要有人进出，便会反复检查。孩子放假后，不让孩子出门，害怕孩子被狗、猫等动物咬伤。虽然知道自己担心是多余的，但控制不住，以至于影响了自己的正常生活，感觉非常苦恼。SCL-90测查报告显示，患者在强迫状态、焦虑、恐怖、偏执等因子均呈阳性。强迫量表显示，患者有强迫动作。红外线成像检查报告显示，其焦虑的可能性大。

【督导现场】

科室主任：你好，刚才你的医生详细汇报了你的病例，我们对你的情况有了一定的了解。说实话，听完你的案例报告脑子里想象的你和现在见到的你是不一样的，想象中你好像要比现在看上去更老一点，而你看上去很年轻。

患者：我心老，我的心理年龄比实际年龄老。

科室主任：是什么让你有这样的感觉呢？

患者：我和同龄人在一起的时候，说话什么的就显得比较懂事儿。

科室主任：是从小就有这种感觉还是后来变得有这种感觉了呢？

患者：从小我就比较懂事，知道家里经济困难，我就不怎么乱花钱。

科室主任：看起来你很忧伤，眼泪汪汪的。

患者：嗯，就是我不怎么乱花钱，怎么说呢，家里……（哽咽）和别人坐在一起的时候，他们说我比起他们同龄人讲起话来就比较……

科室主任：比较沉重，想到不好的事情，对吗？

患者：对。

科室主任：从小就这样吗？

患者：怎么说呢，小时候也有，事情总往坏的地方多想一些，我自己好像就是一个圈子，钻进去好像出不来，我知道自己这个毛病，很长时间都出不来，不过自己能说服自己，就是时间太长了。

科室主任：你是指过去还是最近钻到一个圈子里？

患者：最近。

科室主任：是一个什么样的圈子呢？

患者：工作，家庭，主要是孩子吧，我的全部就是孩子。

科室主任：为什么你的全部都是孩子呢？没有其他？

患者：我没有其他生活了，就家和孩子！我弟弟说我，你现在心里什么都没有，就想着你家孩子，你都不想父母，父母对你的好你也不想，其他人都不想。我也不知道，我觉得可能是什么原因呢？当时我17岁初中毕业，后来没有继续上学，可能心里有一个结。

科室主任：你想上学，但是家里比较困难，上不了？

患者：对，我可以理解。

科室主任：那是你的一个遗憾，对吗？

患者：对，当时我姐姐也上，我和她年龄比较近，只差一岁。我们家三个孩子，还有一个弟弟，弟弟也上学，弟弟学习不太好，上不上没太大关系，一般家里还要给他盖房。我姐姐上了，我没有上。

科室主任：姐姐后来有没有上大学啊？

患者：上了。

科室主任：你有没有觉得爸爸妈妈对姐姐更好？

患者：没有，我小时候就知道家里条件不好。

科室主任：体谅妈妈。

患者：对，当时你知道我怎么想的吗，我就想我不上学也可以生活下去，但我姐姐不上学就比较困难。她的性子比较柔弱，当时高考的时候第一年考得不太理想，第二年才上的大学。她当时第一年成绩出来后，有两个月的时间不和我妈妈说话，也不和家里人说话。我当时很理解我姐姐，我的家庭也理解她，当时我就想"我不上学我也可以生活下去。"

科室主任：你为什么给自己这么坚强的理由呢？你17岁靠什么去生活呢？

患者：我就想我可以生活，我可以上班，我靠着自己可以养活自己。当时我看姐姐是非常难过的，你知道吗？我父母也是非常难过的。

科室主任：为什么呢？

患者：她不和爸妈说话，两个月的时间，家庭气氛挺紧张的。

科室主任：为什么供她上学她反倒不跟爸妈说话？

患者：当时没有确定再供不供她，确定好以后，她情绪也就好了，也就和爸妈说话了。

科室主任：你没有跟爸爸妈妈这样闹？

患者：没有。

科室主任：然后你就辍学了？

患者：对，我之后就结婚了。

科室主任：你多大结的婚？

患者：23。

科室主任：做了六年工？

患者：对。

科室主任：嗯，给人打工。你能养活你自己吗？

患者：能。当时基本上不花多少钱，当然挣得也少。

科室主任：在那个阶段你有快乐吗？

患者：可以说我没有太在意上学这个问题。

科室主任：我只问你快乐吗？在那段时间。

患者：就是和一起的小姑娘上上班啊，聊聊天啊之类的。（她没有回答快不快乐！）

科室主任：那时候有没有什么愿望，比如我要努力改变自己这样的想法？

患者：没有太想过，刚开始不上学的时候会想过，拿我姐姐的高中课本看一下。后来要加班什么的就不看了，就把看书这件事忘了。我想自己17岁就能养活自己还能贴补家用，我还怕什么啊！

科室主任：然后23岁就嫁人了，是吗？

患者：对。

科室主任：嫁的这个男人你喜欢吗？

患者：谈不上多喜欢，在爱情上我可能属于比较晚成熟的那种，没有要求那么多。我第一次见他的时候，我听到的就是他的家庭跟我家差不多，就觉得和我性格肯定差不多，所以我就选择了他。当时刚结婚的时候他对我挺好的，我想结婚就是一个新的开始，一开始过得也挺好的。

科室主任：其实这个男人你不是很喜欢？

患者：不，不能这样说。

科室主任：一般般？

患者：我和他第一次接触，是通过媒人介绍见的面。当时见第一面的时候，我就觉得他的性格肯定跟我差不多。

科室主任：什么样的性格？

患者：他也挺懂事。

科室主任：这是你第一次恋爱吗？之前没有过？

患者：嗯。

科室主任：然后你们俩就开始创业吗？

患者：不能说创业，怎么说呢？他家比较复杂，基本上都是他妈说了算。因为没有爸爸嘛，他家老大老二做什么生意都会算上他妈，他妈也算一个股，就是三个股。他妈挺精的，当两个儿子生意不好的时候，她就分出去了，不凑股了。生意好的时候，就加进来，又算上了。有一年经济危机，她妈就抽出股去了。怎么说呢，家里属我老公老实，大哥干什么总说自己不挣钱，就这样一直三家分钱，直到老三成家结婚。等到老三结婚的时候，给了多少彩礼钱，我和我嫂子从来都不知道。结婚之后，他妈就不算股了，直接把老三插进来算一个股，现在无论干什么家里都是三个股。我一直不知道他家怎么分的家。我和我嫂子都希望他们把家分清点。

科室主任：也就是说他妈是个很精明的人。

患者：嗯，我不怕你们笑话，我在家里或者厂子里，就说他妈是家里的"慈禧"，真的。

科室主任："慈禧"一直压着你，你有压迫感吗？

患者：我倒没有压迫感。他妈说话特别厉害，特别严厉。我就给你举个例子吧：我刚结婚就生了孩子，她不情愿带孩子。我就跟邻居说，你看她现在不帮我们照看孩子，以后我们怎么管她？这话让她知道了，她就不依不饶吵了很久，还让我老公打我。她的脾气特别火爆，你如果说了一句让她不顺心的话就会吵起来。

科室主任：那你为什么不这样说："奶奶是我们家的大功臣，孩子长大了一定孝敬奶奶。"

患者：我不是那种性格。我是那种把事情做到，但不会去吆喝，不会去哄人哄得天花乱坠的人。我只是用事实说话，如果你找我事儿，我就用事实说服你。我不是太在乎钱财的问题，大哥不挣钱，老三太小，都是我老公在挣钱。可是他们谁也不提分家的事，闹得我们拿不到钱！我结婚这么多年，不知道我们家到底有多少钱，我不知道他们怎么分，愿怎么分怎么分，跟我一点关系都没有。

科室主任：分了钱老公也不告诉你吗？

患者：不分钱，现在怎么说啊，我不在意。我就在厂子里上班，我干了整整五年，给我15万。15万一直在里边压着，我倒是不在乎，赔了搭进去也没事儿，关键是家里弟兄三个，谁也不会领我情。

科室主任：是不是你看病要花里边的钱？

患者：现在看病是从里边拿，不过我是这样告诉他（患者老公）的，你不用担心现在花的钱。今年年底的时候有2万利息，我可以不花这15万，我花我这2万里的钱，你不用告诉别人说给我看病花了多少钱。他就一边玩手机一边说噢。

科室主任：你跟你老公还是分着的。

患者：是的，不能不分，他家是乱着的，我不花他的钱，我自己可以挣钱。

科室主任：这件事挺让你窝火的是吗？

患者：是，不只我窝火，我嫂子也窝火。

科室主任：你们妯娌之间互相说这些事儿是吗？

患者：说，她也很气愤。他家老三当时……

科室主任：家里的情况我们基本了解了，现在我们想了解一下有关你这个症状方面。你有很多的害怕和担心是吗？你想不想解释一下担心是怎么来的。

患者：我先说我怕狗吧，最早的时候是奶奶领着孩子在邻居家玩，孩子不小心玩废针头扎到自己。我回家的时候就发现女儿换了一身衣服，问我女儿怎么换了一身衣服，奶奶就说那身衣服沾上血了。我问孩子怎么弄的，她也不说。我说去什么地方了？奶奶才说，就领着去串了串门。后来我就领着孩子回家了，回到家后女儿就说，妈妈我告诉你你别生气，我在邻居家玩那个输液针头就把手扎破了。邻居是在我们厂上班，我问她谁输的液，她说她儿子。无意中闲聊的时候，她说那会奶水少，她家孩子吃过乙肝携带者的母乳。后来我就担心，带孩子去儿童医院化验，检查没事儿。后来我再也不让婆婆带孩子了，上班就带着孩子，周六日也带着孩子去厂子。有一次，从厂子出来的时候，倏地窜出来一只猫。之后又遇见好几条狗，我当时就想着从狗中间穿过去，但后来狗离我们家孩子特别近，我就特别担心。再后来有一次带着孩子回娘家，碰见一条狗，那条狗就在那儿立着，我走了一会儿，它一直跟着我，我儿子就喊妈妈，我当时说没事没事，后来也知道那条狗就是在横过马路，并不是想伤害我们。在厂子里有几条狗，它们一离我近了，我神经就会紧张。自己都不相信自己了。每次回家之后就问孩子，小狗挨到你们了没，问了之后才放心。越来越陷入怪圈了，有一段时间一听到狗叫就担心，现在好点了。

科室主任：那怎么害怕老鼠呢？

患者：去年秋天，婆婆放了一院子的玉米，以往弄玉米弄到房上，去年就铺在院子里。我进屋门也要绕着玉米，一开始是在院子里放麦子，我也见过老鼠，不太在意。有一次去厕所的时候，一个老鼠突然跑出去了，我当时也不太害怕，就拿手电筒去。后来两个孩子去厕所也会见到老鼠，就会告诉我，我就会问："挨着你们了吗？"孩子说没有，就是窜走了，我也相信两个孩子说的话。我忘了哪天早上本来心情很好，要去上班了，我去厕所上厕所上到一半的时候，一只老鼠直接从我脚上窜过去了，从那之后就害怕了。

科室主任：你害怕老鼠可以理解，但是你长大的过程中没有见过老鼠吗？

患者：从我长大一直到结婚，经常见老鼠。曾经也见过我父亲夹死那种小老鼠。结婚后在我家也见过，有一次床底下有咯吱咯吱的声音，当时老公就把它弄死了，我也没觉得怎么样。

科室主任：好的，由于时间的关系，我们不能谈得太多了，我最后再问一下，你和老公夫妻生活怎么样？

患者：他一般早上出去，中午不回来吃饭，晚上回来喝了酒的时候也挺多的。

科室主任：就是工作比较忙。

患者：他也不是工作比较忙，我对他要求也不高，你出去的时候告诉我一声或者告诉我在外面干什么就可以了，我也不太在意。以前也是那样，中午不在家吃饭，晚上不在家吃饭，我知道他忙正事，基本上也不怎么管他。前几年还好，这几年不打招呼就出去了，不打招呼就走了，天天这样。

科室主任：我再问的具体点你们俩的性生活怎么样？

患者：也行吧，我没啥要求。

科室主任：没有要求？

患者：嗯。

科室主任：就是被动接受？

患者：嗯。

科室主任：大概多长时间一次？

患者：我一般都不会主动。……我希望我出院回家后能够把门窗打开，孩子可以自由地上街去玩，就可以了。（患者没有直接回答医生的提问）

科室主任：我们今天只是了解一下你的情况，或者是做一个评估，接下来会有医生继续跟踪你的治疗，并且还会定期讨论你的问题。好吗？

患者：好的，我丈夫主要就是想让孩子过上正常的生活，能够正常地活动就可以了。

科室主任：其他医生还有问题吗？

科室主任：老鼠走过的地方，你会回避吗？

患者：会。

科室主任：回避的时候是担心什么？

患者：会担心老鼠爬到脚上。

科室主任：那你回去之后有没有反复想，老鼠碰到我哪了，脏不脏等问题。

患者：回避的时候脑袋就是不清楚的，神经紧张，过后自己坐在那儿会想老鼠会引起什么病。就是大脑特别紧张，回避这个地方。我有一次见到猫从花坛旁边走过，在我女儿下学的时候，我都不让女儿靠近花坛。可是当别人家的孩子走到花坛附近我就心平气和的，没有什么感觉。

科室主任：你还害怕什么东西吗？

患者：老鼠、猫、狗，小动物一般我都怕。大的动物都在笼子里我不害怕。

科室主任：在你特别小的时候有没有经历过被猫、狗咬？

患者：没有，最近几年好像做梦梦见被狗咬。

科室主任：小时候有没有看到过有人被狗咬，得狂犬病了？

患者：没有，就是做梦梦见被狗咬。我觉得可能是因为，我婆婆属狗，我姐姐也属狗。不怕狗之前，也会梦见被狗咬得血淋淋的。我睁眼知道是做梦，第二天就有可能和我婆婆发生矛盾。

科室主任：假如说现在你离开这里，一出门就见到一大堆老鼠你会怕吗？

患者：你们这不可能有老鼠的。

科室主任：那假如你要到的地方是破破烂烂的，比如说是某个街角。

患者：我会回避，我不会去那种地方的。

科室主任：假如说有人硬拉着你到了这种地方，你会有什么感觉？

患者：就是头脑紧张，心里难受，别的感觉没什么。我可能是拿自己的孩子太当事了吧。

科室主任：好，谢谢你今天跟我们谈了这么多，我们还会继续跟踪你的案例，好吧。我们接下来商量一下你的治疗方案。

（患者回病房）

【讨论环节】

科室主任：很有意思的案例，大家来谈一谈。当她说出婆婆是属狗的时候，大家好像就豁然开朗了。在主管医生报病例的时候大家一种感觉，患者来到现场之后又有一种感觉，大家在这个案例中听出来了什么？

主管医生：我愿意让这个病人做督导是因为，我是带着问题来的，愿意接受督导。我就想知道她强迫症状背后的问题是什么？然后，今天访谈完了之后发现，原来是"慈禧太后"在那压着呢！小时候是姐姐在那压着，所有的这些症状就都来了。现在她强迫的这些东西都跟她婆婆相关，比如说老鼠是婆婆把玉米放到院子里的，之后引来了老鼠，她就开始回避老鼠了。她攻击不了婆婆，只能通过这样的回避方式处理这个问题。然后，小时候面对姐姐的问题时也是用回避的方式。狗可能也是婆婆的一种代表，每次做梦被狗咬，第二天就会和婆婆有争执，还有姐姐也是属狗。这个我觉得是很有意思的一个案例。

　　科室主任：这个患者表面对老鼠和狗的恐惧，实际上潜藏在内的是一个婆媳关系的问题。婆婆就像一股压力，一个阴影一样，一直控制着她。让她很难受、很痛苦。她一直用回避、否认的方式来对待这个世界，对于自己不能上学这件事也一直否认自己的感受，否认现实世界。而她竭力否认的东西，恰恰是她存在的问题。这是她人格特征的一种表现，过分好面子，过分地追求完美、追求成功，过分地压抑自己。强迫症的本质是一种控制与反控制的冲突，她一直和婆婆争夺发球权，包括现在的医药费也是一种反控制的体现，这是她内心的一种过程。强迫症是由多巴胺能和5-HT、多巴胺能神经的功能改变引起的，还有可能是大脑实质的改变引起的。这个病人目前服用舍曲林和阿立哌唑，如果症状再没有好转可以考虑增加阿立哌唑的药量。在和这个病人谈话过程中大家感觉她有什么特点？她说话滔滔不绝，走的时候还不想走，这是典型的焦虑体现。好不容易抓到你，一定要跟你说啊说。另外患者从小家里穷对钱很重视，可是她又很回避钱，一旦涉及钱的事都用反向表达的方式，你跟我的钱可以分开，我可以只用自己的钱。包括住院费、包括分家的事都是这样。其实她内心并不是这样想的，她需要拥有钱，因为没钱她失去了心爱的学校。改变了她一生的命运，所以只有拥有钱的时候内心才是踏实的。在她的内心其实没有嫁给老公，她一直饱受着内心的折磨，潜意识里是在说谁都靠不住。所以对性、对丈夫都是一种无所谓的态度。她很孤独，孩子是她自我的延伸，是她自己的一部分。这个案例非常有意思，谢谢主管医生带来这么好的案例。

　　主管医生：下一步治疗时我们应该怎么做呢？

　　科室主任：在治疗时我们要完成对她的修通，而这种修通不能着急。首先，我们要先和她建立良好的关系。其次，还要给她做心理减压。慢慢地让她意识到自身问题产生的原因是因为婆媳关系，而不是狗和老鼠。但是不能直接告诉她，要一点一点地引导她，让她看到自己的内心冲突。在心理治疗过程中，我们要坚持节制的原则，考虑患者的接受能力和接受程度，慢慢引导其探寻自己的问题。当然适当的时候也可以采用一些脱敏的方法。可以模拟一些情景，让她明白自己到底在恐惧的是什么。心理减压可以用一些生物反馈，音乐和运动等方式。总之，这个案例很精彩，感谢大家的参与。

　　接下来的跟踪治疗患者一直很配合，在药物与心理治疗的双重作用下，症状消失。随访两年症状没有复发。

案例 29:

强迫洗涤

【基本情况】

患者，男，22岁。已婚，无业。主因反复想事、反复检查3年，花钱多、发脾气1年就诊。目前接受住院治疗。

【病历】

两三年前患者无明显原因起病，反复想以前的事情，自己明知道想的都是没有的事情，反复检查门窗等，因此着急、心烦、苦恼、坐立不安、来回走动、骂人、无法上班、不愿见人，不愿与人交流，外出时感觉丢人，睡眠质量差。曾在其他医院被诊断为"精神分裂症""强迫症"，服用利培酮片每日2mg、舍曲林、奥氮平片等药物治疗，后症状有所缓解，但因间断服药，病情不稳定。近1年，患者病情波动，反复找父母要钱，花钱多，乱买东西，频繁在网上买啤酒、红酒，和妻子发脾气、打架，谩骂父母及家人，家人劝说不听。近半年未规律服药，病情无明显改善，家人为求进一步治疗来我院。患者查体未见明显异常。家族史阴性。

【精神检查】

意识清晰，接触合作，面部表情烦躁，问答切题，定向力准确，可引出强迫联想、强迫检查等，自己明知不必要，但是控制不住，敏感多疑，情绪不稳定，行为冲动，情感反应协调，自知力部分存在。

【诊断】

①强迫性障碍；②情感性精神障碍躁狂发作。

【个人史】

患者反复想事、反复检查，影响睡眠和工作。间断服药。因服药不规律，症状波动。存在强迫症状，有对购物的强迫要求。对父母存在敌对情绪。父母亲比较强势，不顾及患者的想法。姑姑经常参与患者家里的事情。患者经常提起对父母之前行为的不满，认为母亲对自己不如对妹妹有耐心。

【督导现场】

科室主任：你走进来以后有眼前一亮的感觉，是吗？

患者：是的。

科室主任：你很喜欢你这样的装束吗？这些都是你挑的还是妈妈帮你选的？

患者：我自己挑的。

科室主任：自己喜欢这种鲜艳的颜色是吗？我们想更加了解你，你可以给我们讲你的烦恼，你的幸福，你的一切，只要你愿意都可以跟我们分享，好吗？

患者：就是家庭……

科室主任：你指的家庭是你父母？还是你想结婚？你才22岁就结婚了？还不到法定年龄。

患者：我想结婚。我18岁就结婚了。我有点抑郁嘛。不擅长跟别人交流。

科室主任：从什么时候开始抑郁的？

患者：在不上学了之后。从小跟爷爷奶奶，没跟爸爸妈妈在一起，他们工作忙。

科室主任：你一直都跟着爷爷奶奶吗？

患者：结婚之前都在。结完婚就不在了。

科室主任：那你跟父母是怎么联系的呢？

患者：不经常去他家。我爸经常喝酒言语不恰当，总是攻击我。

科室主任：只是对你不恰当还是对别人也是？

患者：只是对我。经常骂我，瞧不起我。我跟我爸爸脾气不和。

科室主任：是你有意识地回避吗？他一见你就训你吗？

患者：我是不爱跟他在一块，躲避他。

科室主任：他们经常训你什么啊？

患者：训我不努力，一天到晚就说这个。

科室主任：总是在否定你，不喜欢你，是吗？

患者：我干什么都不管。

科室主任：你出去学习什么的不管你还是你有一些额外的要求父母不同意？

患者：反正天天要什么也不给。

科室主任：你要跟我交流。你习惯跟人对视吗？

患者：不习惯。

科室主任：也没有人正儿八经跟你谈你的问题是吗？

患者：没有。经常骂我。经常两个人一起骂我。

科室主任：你有没有比较喜欢的比较温和的老师？

患者：没有。

科室主任：你上学念到几年级？

患者：高二。

科室主任：你这个媳妇是你自己选的还是他们给你选的？

患者：我自己选的。现在有点后悔。后悔没听大人话。

科室主任：为啥后悔了呢？

患者：也没后悔。家里人老看不起我。

科室主任：他们怎么表现出来看不起的呢？

患者：就是经常骂我。我爸喝完酒，总是贬低我。

科室主任：爸爸这个人很成功吗？

患者：嗯。

科室主任：除了喝酒，他骂你这些毛病外，你认可他吗？譬如他作为一个男人有能力养家，受人尊重，你能做到这些吗？

患者：能。

科室主任：那你跟我们描述一下爸爸。

患者：他就好喝酒，小时候就经常打架。不过他赚钱挺多的。

科室主任：我们想了解一下长期被父母否定的孩子长大以后是什么样子的。你描述一下你的心情好吗？

患者：不愉快。反正就是跟父母没有交流。

科室主任：那你怎么去消化自己的不愉快呢？

患者：上班。

科室主任：那之前呢？跟父母同住时，总是挨骂？

患者：……

科室主任：你反复地想过去发生的事，能跟我们解释一下吗？

患者：强迫症。

科室主任：能跟我们描述一下吗？怎么个强迫法，我们看能不能帮到你。

患者：现在不强迫了。那都过去了。我爸爸总是守着我骂我。从小就这样，听习惯了。老说我不干活。

科室主任：你总是反复想他骂你的场景和骂你的话还是想最近发生的事？

患者：想最近发生的事。

科室主任：是同一件事吗？

患者：一堆事。

科室主任：一堆事反复地想，放不下。能给我们举个例子吗？

患者：没什么例子。反正就是不得劲、压抑。

科室主任：结婚的时候买的车还是结婚以后买的？

患者：结婚的时候买的。

科室主任：买手机是一定要买特别好的还是买个能用的？

患者：买就买个好点的。

科室主任：喜欢新奇的东西吗？

患者：喜欢。

科室主任：喜欢什么跟阿姨说说。

患者：喜欢汽车。

科室主任：你理想的汽车品牌是什么？

患者：就差不多的，20多万的车就行。

科室主任：你觉得什么样的工作适合你呢？

患者：我觉得差不多就行。

科室主任：你有没有考虑过自己创业呢？

患者：考虑过。

患者家属：干什么也干不成。

患者：最近胃老反酸。经常习惯性地往下咽东西。

科室主任：情绪好的时候会不会消失呢？

患者：心情好的时候会消失，心情不好的时候总是反反复复的。

科室主任：你妻子能体贴你吗？

患者：她跟我一个性格，比较软弱。

科室主任：你看上她什么呢？

患者：第一眼感觉挺好的。

科室主任：那就是靠的直觉，也没有深入的了解。你俩过了几年了？

患者：4年了。

科室主任：4年里大体上还能说得过去吧？

患者：说得过去。

科室主任：性生活怎么样？一周大概两三次？

患者：差不多吧。

科室主任：有没有过……比如以前一周两三次，最近有没有在这方面要求特强烈？

患者：有。

科室主任：你觉得这种要求突然增多的时候是在你情绪好的时候吗？

患者：不是。

科室主任：是在你情绪不好的时候？情绪不好的时候要求多吗？

　　患者：嗯。

　　科室主任：爷爷奶奶也对你不好吗？他们经常指责你吗？

　　患者：爷爷奶奶倒没有，主要是我爸说我。从小我爸就特别凶，也缺少交流。我放了学去他的门市上干活儿，他总板着个脸，我就离开了。后来他重新雇了个人，而且成天喝酒，跟我也没话说。

　　科室主任：你爸醉酒的时候多吗？

　　患者：经常醉。经常喝多。

　　科室主任：什么事能让你开心呢？

　　患者：开心就是多结识异性朋友。

　　科室主任：你会跟异性朋友发生关系吗？

　　患者：不会。

　　科室主任：都是怎样结识的？

　　患者：我喜欢出去旅游，大多是这时候认识的。

　　科室主任：那为什么要多结识异性朋友？是异性朋友多了，在她们中间有那种成就感？

　　患者：不，其实我男性朋友比女的多。

　　科室主任：是酒肉朋友吗？有没有知己？能把你的心酸和痛苦讲给他们听。

　　患者：有。但是都没讲过。

　　科室主任：你都自己闷着吗？那你有没有网恋啊，或者对网络的依赖？

　　患者：以前喜欢上网玩游戏，现在不感兴趣了。

　　科室主任：你放不下的事是什么？你有没有反复地想一件事？

　　患者：就是想我爸妈对我的事。

　　科室主任：是晚上想还是白天想？

　　患者：晚上睡不着觉就想得多。

　　科室主任：这次住院感觉怎样？

　　患者：这次轻松。

　　科室主任：什么让你感到轻松呢？

　　患者：换了个环境就感觉轻松。

　　科室主任：这次为什么要来住院？

　　患者：感觉自己有病。

　　科室主任：你觉得你有什么病？

　　患者：心病。

　　科室主任：你希望我们给你什么帮助？

患者：我想让自己放松下来。我一直很恐慌。

科室主任：恐慌什么呢？

患者：反正就是心里不太敞亮。

科室主任：你买这些鞋和衣服买完之后有什么感受？

患者：没有鞋了当然买了。

科室主任：觉得高兴吗？

患者：不高兴。从小没跟他们在一起，他们没给我经济上的帮助。

科室主任：你觉得他们应该给你多大的支持你能满意？

患者：用不着多大的支持，多和我交流就行。

科室主任：你需要更多的交流还是更多的钱？

患者：更需要交流。

科室主任：需要什么样的交流？

患者：就是多夸夸我。而且我想让他们给我开个门市。

科室主任：除了多夸夸你，开个门市，还有别的要求吗？

患者：希望爸爸多和我沟通，别喝完酒就骂我。

科室主任：你爸最多能给你多少钱，你算过吗？

患者：给不了多少钱，他应该一次给个痛快。

科室主任：多少才能算痛快？

患者：其实我也想挣钱。

科室主任：怎么才能挣钱？前期给你多少钱才可以赚到钱？做什么挣钱？想过吗？

患者：一直想上班找不着合适的。我跟我妹妹差十好几岁，自从有了妹妹之后他们就不管我了。

科室主任：那你有没有这样的想法，他们觉得你这个儿子不争气，他们想再生个儿子，结果生出来生了个姑娘。

患者：他早就说想要3个儿子。

科室主任：所以你就想要他们的钱，把他们钱花光，是这样吗？

患者：反正看不惯他们。从小就说我不行。

科室主任：你病史里的反复检查，都检查什么？

患者：就强迫洗手，强迫洗澡。

科室主任：洗几遍？

患者：洗两遍。强迫就是强迫管他们要钱。家里的活不让我干。

科室主任：你对自己的个人能力怎么评价呢？开个门市能挣到钱吗？

患者：我对我的能力表示怀疑。

科室主任：你说你强迫想事情，是想好的事情还是不好的？

患者：不好的。

科室主任：什么不好的事呢？后悔？

患者：嗯。

科室主任：后悔什么呢？

患者：没好好上学，光玩了。后悔结婚太早。

科室主任：你说的强迫想法是后悔做过的事吗？

患者：所有的事都后悔，也没什么开心的事。

科室主任：你的头发是自己染过的吗？

患者：染过。之前是长头发。

科室主任：谢谢你回答了这么多提问。我们也是好奇，我们讨论商量一下你的问题，好帮助你好吗？

患者：嗯，好。

【讨论环节】

科室主任：我们重新讨论一下他的诊断，有关他的强迫症状你们怎么想？

医生：洗手洗澡没有具体要抗拒的目标，没有明显的反强迫动机。所以我觉得不是强迫障碍。患者的情绪跟性格和家庭背景有关，抱怨父母，自己又没有能力和计划，只能沉浸在抱怨中。其实是在逃避责任。

科室主任：这是一个非常有趣的案例。这个孩子可能是人格的障碍，但凭现在获取的资料诊断边缘性人格障碍有些牵强。边缘性人格障碍特点：第一，认知同一性有问题；第二，情绪有环性变化，他在高涨时更多使用暴躁攻击的行为来满足自己的目的；第三，认知的改变，比如偏执，且这些难以用语言来修正，即便修正了做心理治疗的难度也是挺大的；第四，没有责任感，没有意识到自己应该做什么；第五，物质依赖或性放纵，他很早就获取了性满足，他说过希望多交异性朋友。他有神经质的性格特征，比如敏感、猜疑、脆弱，可能跟母亲有关。他的成长经历中没有一个人对他进行肯定。他属于人格障碍，至于分型我们需要进一步了解病史。此外，他有一些幼稚行为隐藏在疾病里。比如，随意花钱是对父母的攻击与报复。对于丈夫和父亲这样的角色应该做什么他也不太清晰。他应该存在对立违抗障碍，一直延续到成年。接下来的治疗，需要和患者建立很好的治疗联盟，避免说教。

案例 30：

家的温度

【基本情况】

患者，女，33岁，教师，离异。主因反复情绪低落，情绪稳定性差8年，2个月前出现自杀行为，目前接受住院治疗。

【病历】

患者因夫妻关系不和与丈夫离异，之后出现情绪低落，整日唉声叹气，觉得活着没意思，情绪稳定性差，易激惹，严重时发脾气、扔东西。曾就诊于其他医院，考虑"抑郁症"，给予"舍曲林"等药物治疗，具体剂量不详。患者服药期间曾出现兴奋话多，控制不住地大笑，情感高涨等情绪的转变，病情时好时坏，先后住院2次。近2个月，症状反复，寡言少语，不愿与周围的人交流。有时莫名哭泣，觉得活着没意思，抱怨父母不关心自己，曾拿刀划手腕发泄，自称划后感觉舒服。患者好嫉妒，缺乏安全感，较敏感，害怕现在的男友抛弃自己，常因一句话，一件小事与男友争执、哭闹。间断睡眠，有时彻夜不眠。

【既往史】

曾经有过癫痫发作、"宫颈原位癌"病史。

【体格检查】

未发现明显异常。

【精神检查】

意识清晰，接触主动，能主动叙述病情，情绪低落，语音低，有哭泣行为，兴趣下降，自卑，存在消极观念，痛苦，觉得活着没意思，近2个月有自残行为。未查及幻觉妄想等精神病性症状，情感表达协调，对疾病认识欠佳，自知力部分存在。

【个人史】

自幼因家庭重男轻女，在姨妈家生活，被父母接回家后被忽视、被家暴。23岁与司机恋爱，不顾父母反对结婚。婚后丈夫创业，很少回家，缺少交流。后患者提出离婚，育有一个男孩。现男友经济拮据。

【督导现场】

科室主任：今天非常感谢你能来。我们会调配更多的人力来一起帮助你，解决你的问题。现在请你先陈述一些自己的基本情况，好吗？

患者：我33岁，在初中当老师，这是第4次住院了。自第1次住院开始已有五六年了，每次都没治好。我不愿意老吃药，因为担心药物依赖，就把药停了，然后就又住院了。

科室主任：你第一次住院是什么时候？

患者：忘了。

科室主任：是什么原因住院的呢？

患者：当时就是跟朋友吵架，气得抽过去了，送去医院抢救，医院就给留下了，说我有心理问题。

科室主任：当时是因为跟朋友吵架？

患者：对，气得全身都僵了，相当于抽搐过去了。腿脚都麻了，喘不上气来，进了医院抢救。

科室主任：当时是一个什么样的情景？

患者：就是生气呢。

科室主任：还有印象吗？因为什么生气？

患者：忘了。

科室主任：是跟谁生气呢？

患者：跟我一个朋友。

科室主任：男朋友吗？

患者：不是。

科室主任：当时怎么去的医院呢？

患者：当时他开着车。这几年一生气就容易抽过去，手脚不听使唤，也喘不过气来，得缓好长时间，才能缓过来。

科室主任：除了这种四肢的反应，还有其他的表现吗？

患者：就觉得没什么顺心的事，不想活了。因为家里只想有个儿子，所以我从小就被送人了。后来生了弟弟，我觉得父母对他特别重视。现在父母还很健康，以后财产上也不会给我任何东西。

科室主任：这件事你父母明确表示过吗？

患者：虽然没有明确表示，但他们觉得闺女嫁出去了，不管离不离婚，就不是这个家的人了。认为嫁出去的闺女，就是泼出去的水，哪有闺女还有管家里要东西的啊？那天住了院以后跟我妈说财产问题，她表示全都归我弟弟。我说我想要一个小门市，我妈就说凭什么要给你啊？你都嫁出去了。为此我们发生了争执。我妈明确表示不会给。亲戚都表示自己闺女应该给，但她就是不给。

科室主任：他们这种想法带给你什么样的感受？

患者：我就觉得我可有可无。在我年轻的时候你们没有给我帮助，你们老了我为什么孝顺你们啊？我觉得父母和子女应该是平等的，但他们认为父母一定是对的。导致我在婚姻里不敢反抗。我跟前婆婆再怎么样也没吵过架。离婚时因为孩子还小，离婚后我在他家又待了8年。我在他家8年没有找过别人。我跟现在这个对象是去年刚刚认识的。认识的时候还是在前夫家带孩子。我前夫是老板，每天特别忙，10年里就像没有老公一样，我们没有沟通，晚上他回到家我们已经睡了。他没有承担任何父亲和丈夫的责任。

科室主任：那你们当时为什么离婚呢？

患者：就是因为他小心眼。结婚前他就不让我跟任何男的接触。我跟别的男的打电话他就抢过电话把人骂跑，别人追我他就把人打跑。我们当时年龄还小，认识的时候才19岁，谈了5年。后来他去创业，挣了钱，双方家人才同意我们在一起。他以前就是个开车的，一个月挣800。我家人觉得两家不搭调，说我是老师，他是司机，肯定不搭。后来他就说，我不会让你跟我受苦，就去创业了。但可能因为学历不同，结婚以后的观念也就不同。原来觉得有感情就行，结了婚他觉得就是过过日子，而我觉得婚姻还需要经营，这就有观念的冲突了。他结婚以后光挣钱，其余什么想法都没有。我怀孕、生病，前后住了4次院，他没有一天来医院待过，都是来了看看就走。

科室主任：当时你们是自由恋爱吗？

患者：对。

科室主任：这4年你们感情怎么样？

患者：这4年也闹过分手。但每次分手后他又猛追我。而且结婚前我追求者挺多的，他就把人家骂跑打跑，占有欲特别强，大男子主义。我觉得他是因为在意我，可能结了婚就不一样了。结婚以后，还跟以前一样，老是跟踪我调查我，打印我的电话单子啊，或者看我的通话记录啊。有一次朋友叫我去参加活动，因为其中有俩朋友是看我面子才去的，我不去活动就办不成了。他就不让去，带上他也不行。后来我就偷着去了。我们当时去的是山里，山里没信号。他联系不上我，就觉得我是不是找小情人去了什么的。然后就把我电话单子打出来，挨个给人家打电话。我朋友都说你找了个什么样的老公啊，怎么这样啊。这是一个导火索吧。后来我就说必须得离婚，他也同意离了，我们就把手续办了。那个时候才二十四五，如果当时他说我改，我有什么错误咱俩沟通沟通，可能就没事了。我觉得没有到非离不可的地步，因为我也没找别人。但是他觉得自己没有错，那你想离就满足你吧。但是因为有孩子，就一直还在一起，到现在8年了。去年我没事就爬爬山，骑骑车子，认识了现在这个对象。前夫不知道，我也没跟他说有现在这个对象。我觉得我把青春都给孩子了，等他长大了，我也不觉得亏欠他。但我现在很纠结：一是，下个对象比我小，也没结过婚，而我可能是不自信吧，没有安全感，老怕他变心；第二，父母希望我复婚，前夫也想复合，但没实际行动。我住院他也没来看过我，他来肯定会碰上现在这个对象。他俩见过一次打了一架，他把人家打了一顿，给了人家两巴掌。他从心里也觉得以前确实忽略我了，但是行为上没有什么改变。只给我钱花，别的就没有什么改变了。

科室主任：所以你一直处在纠结的处境中是吗？

患者：对。跟前夫复合吧，有孩子，就是个完整的家庭。但是他还是不会管我，不会在意我，生病了还是不会照顾我。跟现在的对象在一块的话，他对我是挺好的，但没有安全感，我特别怕有一天人家嫌弃我。或者我会对以前的孩子好，忽略了后面的孩子而发生争吵什么的。我现在一直没有去上班，因为我要是回去上班就必须要面对他的家人。所以我现在纠结的事很多，哪个也不顺。这些不顺从离婚开始就存在，已经8年了。8年来我每天盼着前夫能改变，希望他改变，但是他没有改变。我又怕他哪天带一个女的回来说要结婚，因为我从他手机里发现他跟其他女人的聊天记录，那时候我怎么办？8年了一直没有安全感，没有情感寄托，也没有家庭的感觉。

科室主任：那这8年你为什么不搬出来住呢？

患者：为了孩子啊，希望前夫能改变啊！天天希望他改变，但是他又没有改变。纠结这个就让自己抑郁了，天天为这个不高兴。我不是那种物质的人，我希望他给我情感多一些。钱嘛，挣多少算多呀，两个人慢慢来，有个工作就行了，家里又不缺房子车子。现在我每天给孩子辅导作业，我不管孩子就没人管。放学回来我给孩子做饭，每天孩子吃上饭就9点了。

科室主任：那这几年你跟前夫是怎么样的一个沟通方式呢？

患者：不沟通。

科室主任：但是你又住在他家里。

患者：我就为了带孩子。我想沟通，但他不懂婚姻需要经营，俩人有问题需要解决。他就觉得一心挣钱过日子就得了，他一直是这种观点。所以我天天处于这种纠结的状态，出了院我也不知道该如何选择。

科室主任：你很想让他也有所改变？

患者：我也不知道。等他改变我跟他在一起，还是跟现在这个对象结婚呢？因为对象家里还催着要结婚。我俩在一起一年多了，他已经二十七八了，他父母也知道我离过婚。最初他的家人也不太愿意接受我，但是后来接受了，对我的态度也跟以前一样。假如我现在跟我前夫复合，觉得又对不起人家。我两次住院，对象都陪着我，照顾着我，也没有嫌弃我。包括我每次抑郁症发病的时候，哭啊闹啊。我俩就一起哭，他就求着我说咱俩去看病吧，都十几次了。他一直在开导我，解决这些事。我老是心里过不去。最后他说我帮不了你，咱们来医院吧。后来就来医院了。

科室主任：你的每一次抽搐，是受刺激了吗？

患者：都是有事的。

科室主任：都是哪些事？

患者：我会因为他（男朋友）一句话就不高兴。昨天晚上我还跟他一直道歉呢，我说我现在思维比较正常，能跟你聊天。因为我现在吃着药，比较稳定一些。可能放在上一星期，我就不会平静地坐在这跟你聊天。就是因为他一句话，或者无心的一个表情。他一耷拉着脸我就跟他生气。我觉得你为什么要这样对我呀，你是不是不爱我了。他一不高兴说话冲了，我就立马不高兴。这一年多老是为这些小细节生气。

科室主任：你当时的不高兴有哪些表现呢？

患者：就是不说话。

科室主任：以前有没有过觉得没有意思，不想活了的想法？

患者：这么几年都觉得挺没意思的。我觉得我哪都不顺。

科室主任：有过那种不想活了的想法吗？

患者：有啊，经常。我俩一吵架，就这样想。

科室主任：想过用什么方式吗？

患者：我脑袋里经常想一些撞墙啊、撞车啊、跳楼啊这些。但感觉都死得太惨了。

科室主任：你是真的想死吗？

患者：我可能是想逃避吧，逃避这些需要面对的事情吧。看人家都挺好的，为什么我就不行。

科室主任：你自己怎么解释？

患者：我不知道啊，也没有想过这个问题。一个是我自己需要改变，还有一个就是我改变不了的，只能接受，但是我又接受不了。

科室主任：你觉得自己需要改变的是什么？

患者：可能是脾气吧。我脾气比较急，急性子。还有一个我觉得是我这么多年的病引起的吧。我现在情绪稳定，可以跟现在的对象道歉，跟他说这一年多让你受了很多委屈。但我以前就不这么想，就觉得"你觉得我不好你可以走啊"。

科室主任：对于现在的对象，你觉得你身上的什么吸引了他？

患者：我问过他，他说"我不知道啊，反正我见到你就想跟你结婚"。

科室主任：你自己觉得呢？看上你什么了？

患者：肯定有优点啊。

科室主任：你觉得是什么优点？

患者：就是太善良了，太傻。我妈说我最大的优点就是实在，最大的缺点就是太实在。就是亏了自己也不能亏了别人那种。

科室主任：对你的前夫也是这样吗？

患者：嗯。我在我前夫家待了10年吧，他一次地也没扫过。从装修都是我一手弄起来的。包括打扫卫生，买家具，他都没管过。就会说你挑吧，我出钱。装修的人大家都知道，特别黑心。所以在我看来装修是一件很累人的事情，但是他都没有帮助我。还有就是在我需要的时候也没有管我。

科室主任：那这样你为什么都没有一刀两断，离婚8年了他都没有任何改变？

患者：可能是感情基础相对深一些吧。毕竟我跟他14年了，认识他的时候才19岁，要割舍就像失去亲人一样。我也希望他好，不想跟他翻脸。他脾气比较暴躁，一生气就砸啊摔啊。所以我现在就在纠结，放又放不下，我要上班还得天天经过他家门口，所以我也不知道怎样选择是正确的。

科室主任：所以后面的问题就是该怎样选择了？这个问题已经持续8年了。

患者：对！这8年我就觉得他外面有人，老是晚上不回家。我也从来没有跟他朋友吃过饭，他一次都没有叫过我。不过我跟我朋友吃饭我也不会叫他，因为这是相互的。所以我俩就相当于只有一个房子，各过各的生活。他在一个房间，我跟孩子在另一个房间，就这样过了8年。不，应该是10年吧，从结婚后就是这样。所以我才抑郁了。

科室主任：这次为什么想住院？

患者：以前没有自伤行为，现在开始用刀子划自己了。一生气我就拿刀子割自己，觉得特别舒服。现在这个对象怕我发生什么意外，所以求我说咱们去看病吧。亲戚就推荐我来这。

科室主任：你每次都割的哪个部位？

患者：这吧……（指大腿内侧）

科室主任：每次都见血吗？

患者：反正割的时候每次都不觉得疼，但是每次都出血。

科室主任：你每次割的时候都是什么想法？

患者：就是想发泄一下吧。我以前会用哭来发泄，天天哭，最多隔一天就得哭一场，不然都过不下去。这几年一直是这样。

科室主任：现在是换了一种方式发泄是吗？

患者：对。我哭累了，觉得自己的眼泪不值钱。一件小事就会让我哭，不管遇到什么挫折都想哭。

科室主任：那这次来医院希望医生给你什么样的帮助呢？

患者：我现在也不知道什么是正确的选择，我就希望家里边理解我一下。以前家里逼着让复婚，因为这次住院我们家才公开离婚的事情，这8年从来没有公开过，就盼着复婚呢。两家都是这样想，没有说离婚的事。他也自认为我还是他媳妇，所以见到我跟现在对象在一块的时候才动手打人家。我今年5月份住院，6月份出院。我希望前夫看看我，但是他连来都没来。他当时特别恨我，觉得我背叛他了。他从来不觉得我跟他法律上没任何关系了。

科室主任：他一次一次对你不理不睬，你还对他不死心吗？

患者：他对我没死心。

科室主任：那你怎么知道他对你没死心呢？

患者：经常给我发个视频，发全家的合影，说特别怀念以前。然后自己哭，一边哭一边跟我说，但是行动上还是没有改变。我也心软，毕竟一块生活了10年，哪能没感情啊。

科室主任：所以你一直在期待跟他复合吗？

患者：期待和纠结吧。不可能两边都占着，所以天天就在纠结这个。自己也不知道怎么做是正确的。也可能我跟他复婚以后还是以前的生活，还是一个人过日子，除了给钱别的什么都没有。

科室主任：你对今天的督导查房有什么期待吗？

患者：我希望这三样解决两样就行了，或者说改善一些。

科室主任：你最想改善的是什么？

患者：应该是家里面吧，就是我跟我爸妈的关系吧。

科室主任：可是你刚才一直都谈的是你跟你前夫和你对象的事啊。

患者：跟我爸妈的事回避不了，因为爸妈肯定换不了。但是老公还不一定是谁，对吧？

科室主任：对于爸妈你希望他们更理解你吗？

患者：对。应该给我更公平的待遇吧。

科室主任：你希望他们怎么理解你？

患者：我爸从来不跟我们笑，现在年纪大了好一些。年轻的时候他说啥就是啥，在家从来不笑。所以我就特别羡慕那种闺女跟爸爸特别亲近的，我在家就不敢说话，从小让怎样怎样，不然就用脚踹。

科室主任：你希望目前跟爸爸妈妈的相处模式做一个什么样的调整呢？

患者：我觉得在物质上公平对待会好一些。

科室主任：你希望跟弟弟有同样的待遇吗？

患者：肯定不是同样的呀。我爸这么多年从来没跟我聊过天，我想跟他亲近，但我不敢靠近他。有意见也不敢提，因为他说什么都是对的。所以这十多年我从来不敢跟公婆红脸。在前夫家都是不说话，不高兴了就不吭声。

科室主任：所以你学习到的就是大人说什么你就听什么是吗？

患者：对。说了也没用啊。

科室主任：那你要是能跟他们沟通的话，你最希望跟他们说什么？

患者：对我弟和对我一样。如果他们在心底里觉得我们一样的话，在物质上就会公平对待。如果在心里觉得男孩就应该占有家里的一切，那还是不一样的待遇。

科室主任：你还有什么想跟我们说的或者想补充的吗？

患者：大概没有什么想补充的了，我就想解决的主要是这两个问题吧。离婚已经是事实了，别人都知道了，工作就只能硬着头皮接着上班了。别人说三道四，说完就过去了，别放心上也就没事。但是家庭和婚姻是伴随一辈子的呀。

科室主任：家人对你更公平一些就会好很多。

患者：对。

【讨论环节】

科室主任：这个案例好复杂，可惜时间有点短。大家听完以后有什么样的想法？

主管医生：听完以后觉得和之前的想法不太一样了。我第一个想问的是，当前夫打她男朋友的时候，她是什么样的感受？她信任的男朋友求她的时候，她是什么样的感受？我觉得她希望周围发生变化，自己接受那个结果。在父母方面她好像很隐忍，但是我在跟她母亲接触过程中，了解到她多次跟母亲大闹说你现在不照顾我，你们老了我就不会照顾你，也用过自残自杀来威胁母亲。她男朋友比她小 5 岁，也是独生子。最开始她没说她离过婚，后来男方知道了就不同意了，她就去男方家里下跪求他，男方父母听说了也不同意，经过做工作也同意了。她现在男友买的房子很小并在还房贷，她不满足现在男朋友的经济条件，所以如果现在出现一个条件更好的，她可能就跟别人跑了。她留恋现在的男朋友就是因为男生在她生病的时候照顾过她。但她可能更看重物质方面的东西。

科室主任：案例的原则是保持中立原则，但是对于这个案例我们必须有一个倾向性的观点——帮助她抉择。

医生 A：我觉得她倾诉的欲望特别强。我能感觉到她的纠结和茫然，我发现我没有办法在她工作和家庭方面给她一个具体的意见或建议。后来我觉得是因为她没有承担自己该承担的责任。

科室主任：我觉得我有不同的看法。这个人从她的内心里是没有离婚的，她并不想离婚。她前夫没有照顾好这个婚姻，所以这个患者的问题是一个婚姻关系问题。她前夫在贫穷的刺激下，努力挣钱，结果成功了，但是却忽略了对她的情感。病历记载她是被寄养过的，在她内心留下了隐痛。而且她父母也对她不公平。她的问题在于她在婚姻中体会不到爱和依恋。她得不到她要的东西，她就闹，要离婚。在她死亡的婚姻里没有性关系，导致她后来找了一个男朋友。可见她不是认真地找一个新老公，她只是用新男友唤醒老公的注意。这点她自己还没意识到，需要我们引导她。她不愿意回到那样的家庭里，是因为没有性，也没有想要的爱。要修复他们的婚姻关系，她前夫稍微对她好一点，她就会好了。

主管医生：能不能直接指出病人的现状就是源自于她的性格。

科室主任：与患者交代病情时要注意。不建议直接告诉病人你有什么样的人格障碍，尤其是对待边缘性人格障碍患者。这个人是痛苦的，她自己的人格是稳定的，只是思考问题以自我为中心。人际关系紧张，人际关系差，不是人格不稳定。

案例 31：

大脑留声机

【基本情况】

患者，男，26 岁。已婚，职员。

【病历】

病程 14 年。12 岁开始，脑子里有唱歌的声音和演唱会的场景，影响学习。多次求医服药效果不明显。每次一开始服药有效，过一段时间效果就不太好了。脑子持续反复有唱歌的画面，也有暴力色情的镜头，病情逐渐加重。2 个月前来我科门诊就诊，诊断结果为强迫。目前每天服用氟伏沙明 250mg 和阿立哌唑 5mg。服药后情绪较稳定，但仍存在强迫现象。有乙肝病史。胞二行二，家庭教育严格。主要苦恼怎样调节控制强迫思维。

【督导现场】

主管医生：你跟我们说说你的困扰吧。

患者：我小时候喜欢唱歌，睡不着觉时，就在脑子里唱歌，慢慢就睡着了。电视剧情不好时我还会自己在脑子里演剧情。到 12 岁时，我发现脑子不受控制了，刚开始是唱歌，后来就演电视画面，都有。

主管医生：12岁开始是吧？那时候有什么压力吗？

患者：没有什么压力，挺自由的。

主管医生：你从小就喜欢唱歌，都唱什么歌？

患者：一般唱的那些歌都有。刚开始还完整地唱，后来变得特别混乱，一会儿换一首，有时候还两首一起唱。

主管医生：有没有比较严重的时候，在什么时候唱的频率比较高？

患者：刚开始唱一段时间休息一段时间。后来几年唱的停不下来，尤其是晚上，躺下一两个小时都睡不着觉。

主管医生：什么时候加重了呢？

患者：好像是我高中的时候，十七八岁吧。我小时候挺活泼的，朋友也多，后来变得不爱说话了，就是思维贫乏，不知道跟人说啥了，目光呆滞。学习和记忆力下降得特别厉害。

主管医生：你有没有刻意去控制？

患者：有过。刚开始控制，后来就控制不了了。

医生A：你的文化程度是？

患者：大专。

主管医生：后来你就……

患者：上了大学吧。脑袋里就开始演电视画面，暴力色情的画面也出现了。暴力杀人的画面就停不下来，我也感觉激动。

医生A：你是做什么工作的？

患者：在煤矿下井。

医生：影响你的工作吗？

患者：非常影响。有十几年了感觉后来干什么都特别傻，心不在焉。感觉对外界的感知能力都下降了，脑子里演电视画面时甚至都感知不到外界了。刚开始时脑子后面唱，后来开始慢慢地前移，脑子后面就没有知觉了，脑子前面唱，只剩下一点受我控制，大部分都不受我控制了。然后视线好像变窄了，老是看到自己的鼻子尖，有时候就对眼了。

医生A：我们了解了一些你的症状。那你的性格是什么样子的呢？

患者：小时候比较胆小，脸皮薄。以前还爱说话，后来慢慢变得内向了。因为它把我思维都占据了，让我思考不了东西了。学习都学不下去，逻辑思维和联想思维都下降了。比如我拿着初高中的数学什么的，我就感觉特别困难，学习不了。我现在在矿上干最简单的活，就跟着我爸爸，给别人定定桩，别的干不了。

医生A：这么算下来应该有十几年的病史了是吧？那十几年有没有感觉不错的

时候？

患者：初中的时候吧，学习成绩也不错，感觉那时候还好点，到了高中之后就慢慢严重了，成绩就开始下降得厉害。

主管医生：你刚才说成绩好的时候会轻一点？

患者：嗯。

主管医生：就是跟你的生活压力是有关系的？压力大的时候想的比较频繁是吗？有这样的规律吗？

患者：没有规律。当时学习成绩还好，还考上了重点高中，然后成绩就开始下降了，考大学的时候没有考上本科。

医生A：你是独生子吗？

患者：不是，还有一个姐姐。

医生A：父母都是干什么工作的？

患者：母亲就在家里打理家务，在家里做饭。爸爸是煤矿上的一个科长。

医生A：他们对你的教养方式是什么样的？

患者：我爸爸长期在外面，经常不回家。他挺开朗的，能说会道。我妈妈就比较内向了。我爸爸从来不打我，但是我妈妈动不动就打人骂人。

医生A：所以你对父亲感情好一点？

患者：都差不多吧。我妈妈以前打我我恼怒过，后来就习惯了。

主管医生：爸爸妈妈也没有你这方面的问题是吧？

患者：嗯，对。

医生A：姐姐呢？姐姐比你大几岁？

患者：大2岁。我姐姐就遗传了我爸爸的性格，大大咧咧的。我爸爸喜欢吃什么我姐姐就喜欢吃什么，我妈妈喜欢吃什么我就喜欢吃什么。我遗传了我妈妈的性格。我妈妈特别老实，也比较胆小，干什么事老往坏处想。

医生A：你也是这样吗？

患者：我有时候就会把小事放得比较大吧，老是觉得会有什么大的后果。

主管医生：这是你从小就有的，还是你得了这个病之后出现的？

患者：我觉得是我有了这个强迫症之后有的。

医生A：影响你的人际关系吗？

患者：高中之后就感觉不会说话了，交的朋友也少了，思维能力也下降了。小时候喜欢踢球、颠球，得了这个病之后就发现不会颠了，感觉很多技能都消失了。

医生A：这个病这么困扰你，你是怎么做到完成学业并且结婚了呢？

患者：我老婆不知道这件事，不知道我住院。我跟她说我去外地工作了。

医生 A：这件事你感觉有压力吗？

患者：有。

医生 A：那你打算怎么处理呢？

患者：看看怎么能治好呗。我感觉大脑不受我控制，就想怎么能让我控制得了，让我学习工作正常了。

科室主任：你说你头脑里经常出现的场景是暴力和色情的是吗？能跟我们描述一下那个场景吗？

患者：就是一直演电视上杀人放火的事，武侠剧里打斗的画面。

医生 A：你和妻子的关系怎么样？

患者：关系不好。因为这个我和她沟通有问题，我好像慢慢变得不了解她了。她也嫌我话少，慢慢就生疏了。

医生 A：你们有多久的感情基础才结婚的呢？

患者：认识了有半年多的时间结婚的。

医生 A：那你在之前有过其他的感情经历吗？

患者：没有。

科室主任：你这次治疗期望达到什么样的目标呢？

患者：就希望脑子别老是唱。希望学习和工作能够正常，能够记下来东西。因为我看了什么东西大部分都忘了。

科室主任：你脑袋中这些想法是一直有吗？

患者：刚开始是偶尔，后来从早到晚都有，我现在跟你说话脑子里都有。我现在不敢听劲爆的音乐，尽量听一些柔和的音乐。

科室主任：但是我们感觉你的对答还是挺流利的。

患者：因为我跟医生说话都挺期盼的，我去别的医院医生也这么说。但不在医院了，回去工作了就不行了。

医生 A：这有什么关系吗？为什么在医院就好一些？

患者：因为在医院我就迫切地希望能好一点，我就能把想法比较流畅地告诉你们了。在家里就不行了，跟家里人说话也很少。

科室主任：那我们能不能说虽然它还在唱着但是不影响你和别人交流？

患者：我跟你们说这些时不太影响，但跟别人说话聊天的时候就不行。我跟我父母说话也很少。

医生 A：你是一个好打斗的人吗？

患者：不是。

医生 A：那你脑子里为什么是打斗的场面呢？

患者：就是看那些电影，比如成龙的电影，李连杰的电影，也不知道怎么回事就开始演了。我小时候对电视剧情不满意了，我也会自导自演，然后就慢慢变成这样了。

医生A：你小时候跟小伙伴的关系怎么样？

患者：小时候特别好，小时候大家经常一块玩。高中之后病变得慢慢严重了，人际关系就不好了。

主管医生：是因为这个影响你的人际关系了是吗？

患者：对。就感觉思维贫乏，变得沉默寡言了。

主管医生：有没有人笑话过你或者攻击你？

患者：说过。

医生A：什么时候？

患者：就在我高中的时候。

医生A：说你什么？

患者：就说我像个傻子一样。

医生A：你当时是什么感受？

患者：当时有点气愤，回了他两句。有时候我爸也说我傻。

医生A：你自己觉得呢？

患者：我也觉得我变傻了，变得又笨又傻。

科室主任：你从小认为自己是个聪明的孩子吗？

患者：嗯，对。

科室主任：你对你的家庭，爸爸妈妈满意吗？

患者：满意。

科室主任：你认为你成长的过程中他们给了你必要的学习和生活条件，让你是一个幸福的孩子吗？

患者：还算可以。

科室主任：你第一次发现你的脑子跟别人的不一样，你的脑子会唱歌是在什么时候？

患者：就是在我12周岁上五年级的时候。

科室主任：那当时的情景是什么样子的呢？能记起来吗？

患者：能记起来。就是脑子后边开始唱，不受我控制了。我当时要找东西，东西在眼前我就是看不到，我的思维就沉浸在里头了，得使劲找使劲看才能找到。

科室主任：也就是你的脑子就停留在唱歌里面了是吗？你能记得当时唱的什么歌吗？

患者：反正好多，因为我听的歌比较多。

科室主任：那你当时脑子里唱的是什么歌呢？

患者：《雨一直下》。

科室主任：你第一次发现脑子里在唱歌是听过演唱会还是什么？

患者：家里有录音机。

科室主任：在之前你听过这个歌是吗？

患者：嗯。

医生A：距离你发现你脑子里唱歌有多久了？

患者：差不多有一年吧。

科室主任：也就是你一年前听过的歌。

患者：就是经常听嘛。

科室主任：我是说你最近一次听过这首歌距离现在有多久？

患者：至少得有半年。

科室主任：就是说半年以前你听过的一首歌现在突然在你脑子里出现了对吗？

患者：嗯，对。

科室主任：当时你恐惧吗？担心吗？

患者：当时有一点吧。因为也不严重，我觉得我能调节过来。

科室主任：主要是用什么样的方法调节呢？

患者：就是它唱的时候我就转移注意力，有时候我会看会儿书。

科室主任：能转移走吗？

患者：当时可以。后来慢慢严重了就转移不了了。

科室主任：那你转移了注意力是不是歌就不唱了？

患者：嗯，对。

科室主任：这样的情况一天出现几回？

患者：当时出现得比较少。后来就慢慢增多了。

科室主任：增多到什么程度？

患者：后来就不断地唱，停不下来了。

科室主任：还是12岁那一年吗？

患者：不是，是几年以后吧。

科室主任：这几年唱歌的事情有加重吗？

患者：好像是慢慢加重的。

科室主任：这让你很烦吗？

患者：最开始不太重，也没太在意。

科室主任：那你在12岁之前，也就是小学阶段这段时间顺利吗？

患者：顺利，初中也很顺利。

科室主任：生活也没有大的改变，爸爸妈妈也很好？

患者：对。

科室主任：所谓顺利就是你能完成学业，也有好朋友，和老师关系也很好？

患者：对。

科室主任：那中间你有没有恋爱啊，或者爱上什么人，或者什么样的人喜欢你？

患者：没有。

科室主任：然后就到了高中阶段，是吗？

患者：嗯。

医生A：中考的成绩好吗？

患者：很好，然后就上了重点高中。

科室主任：上了重点高中后顺利吗？

患者：高一的时候还行，上了高二就不行了。高二的时候就开始严重了，我脑子里唱歌就厉害了，学习成绩也下降了。刚开始在班里成绩还靠前，后来慢慢就靠后了。

科室主任：这件事情很烦恼吗？

患者：烦恼。

科室主任：它分散你的注意力？

患者：嗯。

医生A：那时候脑子自带一个录音机一边学习一边唱歌那不挺好的一件事情吗？

患者：它一直唱停不下来就很烦恼。就是我想清静，清静不下来。

科室主任：学习压力增大，它会加重吗？

患者：有学习方面的。上高中之后每天五点多开始学习，一直到晚上快十点的时候才结束。那时候学习成绩慢慢下降，班里也都是好学生，感觉学习压力比较重。当时就有点焦虑了，当时手心就经常出汗。

科室主任：有这方面的压力啊。那你有没有向别人求助，比如向爸爸妈妈、老师或者医生，整个阶段都没有吗？

患者：没有。

科室主任：你有没有莫名其妙，那时候强迫症的概念大家已经广为传播了，你有没有自己到网上去查呀？

患者：当时不知道是什么病。学校是封闭式管理，不准上网。一直到上了大学之后才知道。

科室主任：考上了大学。

患者：对，当时学习成绩严重下降嘛，没有考上本科嘛，考了个专科。本来还想复习一年，但是因为家里盖房子，就说上这个专科算了。

科室主任：你一直没跟爸爸妈妈说吗，这个问题？

患者：上了大学之后才说的。

科室主任：这中间的内容有没有变化？比如说这歌曲老是换。

患者：刚开始是一直唱这个，反复地唱。后来就换了，然后又是反复地唱。

科室主任：那这种切换有没有什么规律？

患者：刚开始可以完整地唱一首歌，但是后来唱着唱着突然就换了，让我特别烦恼。

科室主任：跟心情有没有关，比如心情好就唱浪漫的歌？

患者：没有！它就完全不受控制。

科室主任：是男声还是女声？

患者：有男声有女声。

科室主任：那到了大学也一直在唱歌也没有换主题？

患者：一直唱歌一直演电视剧，因为大学气氛比较放松。

科室主任：出现暴力色情是在什么时候？

患者：高中。

科室主任：那就是说你除了唱歌以外还有画面。高中的时候内容更丰富了对吗？

患者：在高二以后吧。

科室主任：你看到的色情画面是什么样的？是她们在诱惑你还是强暴？

患者：就是强暴。

科室主任：当你看到这样的画面的时候你有没有觉得性兴奋？

患者：有。

科室主任：有没有手淫？

患者：高中有过一段时间。都是压力大。

科室主任：你的性满足都是源于这些画面吗？

患者：高中有一段时间是这样的。因为学习压力大，缓解压力。

科室主任：那你这些色情暴力的画面都是怎么来的？是看过的电影、小说幻想来的，还是道听途说的一些故事幻想来的？

患者：看电视画面看来的。

科室主任：男女主角的一些画面老切换吗？

患者：嗯。

科室主任：在我们看来你头脑中有陪你唱歌的，又有播电影的，还能得到性满足是挺好的一件事情啊，你痛苦什么呀？

患者：感觉特别痛苦，我想清静下来。

科室主任：你认为是件不好的事情，所以你要清静是吗？

患者：嗯！对。

科室主任：那你曾经让自己清静过吗，用什么样的方法？

患者：一般清静不下来，没成功过。

科室主任：有没有越想清静越清静不下来的时候？

患者：对，越不想让它唱它越唱。唱歌是最厉害的，有时候有电视画面，有时候光唱。有时我学习的时候我就光想着唱歌的声音，没法学习。

科室主任：你那个声音是录音机里的翻唱吗，还是你能听到录音机或者电视里的声音，那个声音是怎么植入你的脑子的呢？

患者：刚开始就是从录音机听的。后来就有歌星拿着话筒在唱歌的画面。

科室主任：后来歌星唱歌的画面变成了色情暴力的画面是吗？

患者：嗯，对。就是来回切换，有时候同时出现。

科室主任：跟心情也没什么关系，心情好了也出现坏了也出现？

患者：就一直这样。

科室主任：或者你去玩啊，看电影啊就停止了。

患者：停不了。有时候我去锻炼身体，比如我去跑步，它也唱。跑得更累，它就唱得更厉害。

科室主任：这些你从来没跟人倾诉过吗，包括初中高中大学？

患者：没有跟别人说过，就是后来跟我父母说了。

科室主任：他们怎么认为的呢？

患者：他们刚开始也不知道这是什么毛病。后来有一次上网，不经意间看到弹出来的一个聊天框，弹出来一个抑郁症强迫症治疗。我就挺好奇的，我就搜了搜，我就跟我父亲说了，他们也不了解这个。

科室主任：来我们这你是第一次看病吗？

患者：不是，当时是在廊坊工作，就去了那边的医院。

科室主任：那些医生只给你开药吗？有没有给你做这样的访谈？

患者：有。当时开了药，还有心理治疗。

科室主任：这样谈话你觉得有效吗？

患者：还行，但是脑子里还是不停地唱，完全控制不了。

科室主任：那你内心里有压抑的东西吗？

患者：我心里恐慌，我也不知道恐慌什么。做一些事的时候，我怕做不好，就恐慌。

科室主任：做事之前恐慌，你认为自己没有能力掌控这件事情？

患者：对，不管做什么事情感觉很困难。我当时心跳110多，后来吃了氟伏沙明以后心跳就正常了，没有恐慌了，抑郁焦虑这些都没有了。但是唱歌还是唱得厉害。

科室主任：之前医院给你诊断为什么？

患者：一种诊断为强迫状态，一种诊断为幻听状态，就这两种，说伴有抑郁焦虑的情绪。

科室主任：谢谢你跟我们分享了这么多，我们会继续帮助你，接下来你可以回病房，之后会继续有心理医生跟踪你的治疗。

【讨论环节】

科室主任：我们认为这个案例是比较难的，要讨论的焦点是他大脑里唱歌和画面是幻觉还是强迫观念。我感觉到这个人是有强迫性人格特征的，他进了门就直接去找座位，完全忽视别人的存在了。强迫症的人格特征是钻牛角尖，死心眼儿，不拐弯。尽管他有这么突出的强迫症的特点，但是我感觉他还是有精神病的色彩的。因此考虑强迫性谱性障碍，伴有精神病的色彩。他内心的冲突是什么？是幻听、幻视影响了他？今天很难定。我想听听大家的意见。

医生A：不像是强迫，更像是假性幻听。这个病人的症状比较偏离了强迫，比较偏向精神病性症状，因为没有出现抑制性思维和插入性思维。这些症状不常见。

科室主任：我不太支持他是神经症性强迫症。觉得现在心理治疗的效果也不太好，反反复复就谈这点事，话题很难深入。他联想的能力也较差，这也许是阻抗。所以我觉得目前用药，用抗精神病药更主要一些。我们就拿症状当幻听来处理，可能更有效一点。

主管医生：用药一段时间了，效果并不明显。

科室主任：那可能是量大了。

主管医生：目前是给的氟伏沙明300mg和阿立哌唑5mg。

科室主任：今天的访谈，我们好像没有找到更多有价值的东西。他在强迫的症状之下，是有满足的。他也看病这么多年，即使是幻听也是很令他烦的，很想拿走它。这不是反强迫，他想消除掉这种症状。我更倾向于是强迫谱性障碍，所以我建议再加大一点抗精神病的药，阿立哌唑加到10mg。改善情绪的药继续用，因为焦虑症状的改善也有利于症状消失。

【诊疗结果】

患者在住院一个月后出院，症状消失，阿立哌唑最终剂量用到每日15mg。

案例 32：

死磕命运

【基本情况】

患者，44 岁。给省里某单位领导开车，因过分担心、失眠 1 年住院治疗。强烈要求做督导治疗。

【督导现场】

科室主任：你好，你的主管医生说你这个案例很特殊，不知道你发生了什么样的情况？有什么我们能够帮助你的吗？

患者：我认为自己心理上的疾病大于生理上的疾病。我嗓子不舒服的事情已经过去了，现在比较纠结的是，我老婆命硬会克我。之前因为睡眠不好，嗓子痛，我就去找人算命。其中有一个算命的人说我老婆命大会克我，从那以后我就开始担心这件事，就一直开始想这件事了。我的心情很低落，觉得生活很没意思，没有希望。现在对别人的话特别敏感，之前开朗外向的性格也不见了。

科室主任：在你看来媳妇命大的潜台词是你命小吗？

患者：不是的，一般人觉得没事，我觉得我的认知有问题。

科室主任：那你们夫妻关系怎样？

患者：相当好！

科室主任：那为什么会说相克呢？

患者：就是瞎想呗！我认为自己认知上有问题。

科室主任：你想过没有，为什么要去算命？

患者：因为睡不着觉才去算命的。

科室主任：是睡不着觉在先，算命在后？睡不着觉是从什么时间开始的呢？听医生说你之前的性格比较外向，怎么变成这样了呢？闹病之前的那段时间发生了什么事情吗？

患者：我原来吧在省直机关给领导开车，后来领导被处分了，被调到厅的下属单位。

之后又来了一位新的领导，因为自己有眼力，不说闲话，又接着给这个领导开车。我和原来的领导关系特别好，就像亲兄弟一样。

科室主任：前任、后任领导和你的关系都不错？

患者：嗯，关系都不错。原来和现在的领导也认识，关系也不错。我跟朋友们说我抑郁了，大家都不相信。

科室主任：你有没有想过睡眠障碍、咽喉不适，是不是焦虑造成的呢？你的焦虑有没有可能转向了躯体症状。在我们看来算命只是一个事件，你的症状应该是由其他原因造成的。你的两任领导对你的信任度肯定是不同的，你有受挫感吗？

患者：没有，没有。单位的事情我都能搞定。

科室主任：大多数人面对这样的事情心情肯定都会受到影响，你为什么没有这样的感觉呢？

患者：其实我挺烦现在的这个领导的，太飞扬跋扈了。和之前的领导相比，他对我的信任肯定没有之前的领导高。

科室主任：你在工作上有一个转变，可是你的思想却没有跟上转变。你有没有听过一个词叫"适应"。你可能是适应不了就开始闹病了。

患者：可能是吧。中考完之后，我就在汽车维修学校待了一年，后来又去部队待了两年。之后，我烧锅炉，卖西瓜，开出租车，做过很多工作。在开出租车时，曾被劫过几次，但都有惊无险。之后，父亲说不能再干些没有边际的事情，便找了这份给领导开车的工作，一直工作到今天。

科室主任：其实治疗师就是一面镜子，你脸上长了麻子可能自己看得清清楚楚。但是，你的后脑勺长了什么自己就不清楚了。而医生就是这面镜子，照到你自己看不到的东西。

患者：现在感觉自己没有什么需求，就是觉得自己的疙瘩解不开。

科室主任：你这个疙瘩是病的表现。时间长了你就会在这个疙瘩上越绕越厉害。你回去后好好想想，和朋友好好谈谈。别谈你的病了，谈谈你的人生。现在我给你一个假设，假如你的妻子明天就去世了，你怎么办？

患者：我不知道，没有想过这个问题。

科室主任：你可以想一想这个问题。或者说假如你就还剩下 5 天的生命，你要去做些什么？

患者：我很固执。

科室主任：假如我的生命还剩下 5 天的时间，我肯定会去做我最想做的事情，去陪伴我的家人，肯定不会再纠缠在病上了。你是不愿意面对现实，拒绝接受心理上的落差，你是喜欢比较闲的工作还是比较忙的工作？

患者：喜欢比较忙的工作。现在的领导经常开车自己出去，大概是为了回避我，我很不舒服。

科室主任：既然不舒服，那你接下来打算换个工作吗？

患者：我没学历，就是车开得好。要不我去图书馆工作吧。

科室主任：你那么爱热闹的人，能适应吗？

患者：慢慢来吧，之前我没意识到。今天跟你谈我才想到了，何必死磕，换换吧！我现在感觉挺痛苦的。

科室主任：有没有想过，这些话其实是你内心的压力推动着你说出来的。目前你感觉没有什么希望，是因为你还没有找到新的着力点。你要重新设计你的生活，你才四十几岁，以后的人生还很长呢。要认识到这种挫折是合理的。今天回去之后想想我们对你的分析。

【讨论环节】

病区主任：感觉这个患者是不能适应生活环境的改变，并且对于未来也没有一个明确的计划，很混乱的样子。

医生 A：这个患者的人格中带有强迫色彩，追求完美。问题的根源是人际关系的冲突，其执着于妻子克自己，是不是工作关系的一种投射呢？

护士长：工作的变迁很可能是其问题的一个根源，而算卦无非就是一个点。平常见到患者表面上总是感觉挺开心的，其实在微笑的背后是能够感受到那份阴霾的。

科室主任：督导会诊的目的是要发现患者的问题和心理因素。首先我们发现的是患者为什么去算卦。通过这个问题，我们去寻找其病症的根源。患者存在强迫性人格特质，症状的出现是由于工作的变动而产生，但是患者拒绝承认自己内心存在工作上的压力。建议患者适应领导的更换，适应职业的变动，接受自己的内心冲突。药物治疗时，剂量不能高。患者对未来缺乏重新定位，接下来的治疗是帮助患者重新定位。当然此次治疗的缺陷是过早地将其问题暴露给患者，在一定程度上对其能否接受这样一个事实要跟踪。对于该患者来说离开司机岗位，就意味着失败，因为这是他的最强项。如果去做一个开普通车的司机，其一定担心单位同事怎么看。最好是单位体面地让他换岗，比如更换负责人什么的可能让他心安一些。在他访谈中流露过父亲曾在这个系统做过更高层的领导。和家属联系一下看看能不能帮他实现到这一步，让他体面地离开。

【诊疗结果】

接下来的跟踪，患者拒绝再做心理治疗，可见治疗的阻抗较大。在家属的配合下患者很快出院。通过疏通关系患者顺利换岗到一个学校里当了后勤保卫处副处长。患者活络的性格与为人，使他很快和大家打成一片。症状再也没有出现。

案例 33：

老年丧子

【基本情况】

患者，女，70岁。主因儿子突然脑出血离世后，悲伤失眠，血压增高住院。既往有高血压病史。

【督导现场】

科室主任：您好！

患者：你好！

科室主任：之前对您有过几次的干预治疗，您觉得有效吗？自从上次治疗后您感觉有好转吗？

患者：在治疗结束后的那几天感觉挺平静的，可是最近几天又开始烦躁了。感觉又不太好了。

科室主任：怎么不好了呢？

患者：就是心里特别烦躁，不愿意动。睡眠也不好，晚上很容易醒，没希望了。

科室主任：您认为是什么原因导致又不好了？最近遇见什么事情了吗？

患者：没有遇到什么特殊的事情，就是特别地想儿子。

科室主任：那现在想和原来想有什么区别吗？

患者：差不多吧，没有什么太大的区别。

科室主任：作为母亲不可能不想念自己的儿子，会一辈子都想念他。

患者：我就是感觉特别内疚和自责，我认为儿子的去世和我有关系的。我对他经济上支持比较少。他要开饭店，需要一笔钱，我觉得他不适合干这个，所以就没有借钱给他。他就四处借钱，肯定有很大压力。在饭店开业二十余天后，他就去世了。我觉得开饭店压力大是犯病的一个原因。假如，我之前把钱借给他，就不会有那么大的压力，儿子可能就不会去世了。开饭店的事情其实是瞒着我们的，说是和朋友一块开的，其实是他自己开的。

科室主任：他为什么要对你们有所隐瞒呢？

患者：可能是因为之前都没有做成过一件事情，饭店开好了想给我们一个惊喜吧。我要是知道是他自己开的，一定会在经济上支持他，现在儿子没了，留钱有什么用？

科室主任：（转向患者老伴儿）您对儿子的去世是怎么看的呢？

患者丈夫：一提起儿子这件事肯定是伤心的。原来儿子一直一事无成，还给我们惹了很多麻烦。现在想做点事，又怕我们不同意，所以就瞒着我们。我俩也不相信他能干成。最近这两年，孩子才开始慢慢走上正道，知道赚钱养家了，做事刚令我们满意一些，就出了这事。

科室主任：儿子的死亡其实是多方面的原因造成的，对吗？

患者丈夫：是的，他不知道爱惜自己的身体。体重已经两百三十几斤，一点自控力都没有，少吃一口都不可以。16岁当兵之前是180斤，当兵3个月就减了30斤。复员之后工作单位不错，吃得好、喝得好，没几个月就长到两百多斤了。

科室主任：在儿子的成长过程中，你们给予了他很多爱，是吧？

患者丈夫：孩子也知道这一点，所以后来就想给我们做点事，做出点成绩来，可是压力太大了。

科室主任：是不是可以说老伴儿在儿子去世这件事情上的归因是不正确的呢？（面对患者丈夫）

患者丈夫：是的，他不知道爱惜自己。这个孩子有过两段婚姻，第一段婚姻我们是非常不满意的，极力阻止，但是没用。没有想到结婚半年后两人便瞒着我们悄悄地离了婚。我说过，我这辈子只会给你办一次婚礼，所以第二次结婚没有举行仪式，就让他们旅游结婚了。

科室主任：总的来说这个儿子是个不省心的儿子是吧？现在妈妈的想法是不客观的，她总觉得儿子很好，很听话。可是从你的表述中我们发现儿子并没有母亲描述得那样完美。爸爸说儿子经常是口头上承诺，但从不按你们要求的做，这可能是你痛苦的根源。

患者：嗯。我觉得是我给他的压力太大了。

科室主任：您是不是过度烦恼了呢？

患者：我想走出来，可是怎么走也走不出来。

科室主任：是您不想走出来，想走出来就听听我们是怎么说的。死亡是无法改变的事实。

患者：我现在不亲近任何人，包括我的孙女。

科室主任：其实您遇到的是常人都有可能遇到的问题。你接下来的任务更重，您要代替儿子去抚养孙女，照顾好她。

患者：我看到儿媳妇和孙女就觉得她们可怜。

科室主任：能不能尝试着去和儿子对话，听听儿子想对您说些什么。儿子是希望您郁郁寡欢终其一生，还是希望您健康地活着？

患者：每次外面刮风我就感觉是我儿子在哭。

医生B：假如儿子的死是您造成的，您会做些什么？

患者：我会去死，曾经自杀过，但是没有成功。在家里总有一种从楼上跳下去的冲动。

医生B：那是什么原因让您又坚持活了下来呢？

患者：我不想让这个家散了。

护士长：您什么时间心情会比较平静，会比较不想自己的儿子呢？

患者：我很少不会想自己的儿子，在床上坐着坐着就会开始想自己的儿子。在看视频时心情会相对平静一些。

护士长：平静的时候还会想儿子吗？

患者：不想。

护士长：你想儿子的时候有没有想通过什么方式让自己不再想他呢？

患者：没有，越想就越愿意想，一想就不能停下来。

【讨论环节】

医生A：这次会诊类似于一次危机干预，她是一个有风险的患者，好在她现在有一个情感的寄托。下一步治疗是要调整她的情绪，把她的注意力转移到对生活的寄托上。

科室主任：患者的居丧反应是更难以纠正的，原因在于患者有长达十年的抑郁病史和神经质的人格特征。

医生A：在药物治疗上可以考虑添加丙戊酸盐，其对于闪回的症状和创伤后情绪的恢复都有不错的效果。

科室主任：在前一段的治疗过程中我们曾用孙女的出现来补偿儿子的丧失，这种做法需谨慎，这样过早的暴露是不是存在一定不利因素，需要进一步探讨。我们需要做的是给患者的情绪找一个出口。

【会诊意见】

考虑到患者有创伤性事件的打击，在药物上可以考虑添加丙戊酸盐，缓解闪回等症状。下一步治疗要纠正患者对于儿子去世的不正确认知。患者不能正确地看待儿子，把儿子不负责任的一面全部忽略甚至掩盖，以至于全部背在自己身上，认为都是自己没有尽到母亲的责任才导致儿子的离世。患者忽略儿子已经37岁，有完全的行为责任能力。他可能是由于人格缺陷造成了对家庭、对自己身体的不负责任，以至于早逝。我们同时还要帮助患者寻找新的情感寄托；除此之外，还要加强对患者的监护，防止其有自杀行为。

【回访结果】

患者住院治疗 2 个月后，患者慢慢接受了儿子离去的现实，逐渐从自责心态中走出来。患者认为不是自己的命不好，而是在命运里自己承担太多的责任，所以才有不幸发生。索性听从命运的安排，再让自己负一回责任，监督孙女长大。在陪伴她长大的过程中，让她学会："自己的事情自己做"。

案例 34：

莫名呕吐

【基本情况】

患者，女，25 岁，护士。主因发作性、呈喷射性的呕吐 2 年，来我院住院治疗。患者住院前曾多次在外院就诊，曾查遍全身未发现阳性证据，考虑是否为心理因素造成的呕吐。经外院医生转介来我院。入院时患者无明显营养不良状况。SCL-90 量表焦虑抑郁阳性。

【督导现场】

科室主任：你好，来讲讲你的困扰吧。

患者：你好，我现在的问题主要是会呕吐，并且一吐就吐好几天，很难受。

科室主任：你这种呕吐在什么时候会比较严重呢？

患者：我认为在工作压力比较大的时候吐得比较严重。我之前在糖尿病科当护士的时候，由于工作压力小，就没有怎么犯病。后来转到重症监护室，工作压力大了，呕吐的症状就加重了，后来就不能上班了。

科室主任：你第一次出现呕吐的症状是在什么时候？

患者：大约在 2010 年，那时我二十三四岁吧。放了暑假，在家里干活，因为吃了个冰棍着了凉就开始吐。后来在上卫校的时候也吐过几次，但是都不严重，上班之后就开始变得严重了。

科室主任：你觉得你的呕吐和压力有关。

患者：嗯，是的。

科室主任：你在大学的时候，除了呕吐还有其他的不适吗？

患者：没有。就是记得有一次头痛得厉害。

科室主任：你是独生女吗？

患者：不是，我还有一个姐姐，比我大 3 岁。

科室主任：你和姐姐的关系好吗？

患者：还行吧。

科室主任：和爸爸妈妈的关系呢？

患者：也还行吧。

科室主任：你是一直跟随爸爸妈妈身边长大的吗？

患者：不是的，在小学四年级之前我一直和爷爷奶奶在农村生活。小时候因为爸爸妈妈要做生意，所以就跟爷爷奶奶一起生活。四年级之后，我搬来石家庄和爸爸妈妈一起生活了。小的时候我脾气特别大，爷爷奶奶都挺溺爱我，小时候的时光还是挺快乐的。

科室主任：那时姐姐和你在一起生活吗？

患者：嗯，姐姐也在。

科室主任：你有没有觉得孤独呢？

患者：没有。

科室主任：你们家里的经济条件怎样？

患者：挺好的。

科室主任：在你的成长过程中有没有受到过欺负？

患者：没有。

科室主任：在你小时候有没有什么印象深刻的事情？

患者：记得曾经有两次煤气中毒的经历。第一次是和爷爷奶奶在一起睡觉的时候，晚上起来上厕所，但是感觉头晕，后来就晕倒了，醒来发现自己的下巴磕破了。还有一次是在同学家里，大家都感觉头晕、恶心。

科室主任：爷爷和奶奶有没有头晕的感觉。

患者：没有，我没有和他们在一个屋睡觉。

科室主任：你还记得当时头晕是怎样的感觉吗？

患者：太久了记不清了。就记得当时晕晕的，走了几步就跌倒了。

科室主任：之后还发生什么事情了？

患者：还有就是患病后我的性格发生了改变，变得内向，不爱说话。

科室主任：你上的是卫校吧？你喜欢这个职业吗？

患者：还行吧，当时是爸爸给我选的这个专业，自己也没有想太多。

科室主任：要是让你自己选一个理想的专业你会选什么？

患者：我觉得我会选择文学类的。

科室主任：在学校有发生过什么事情？

患者：没有什么特别的，被奖励过几次。

科室主任：你现在结婚了吗？

患者：结了。

科室主任：在谈恋爱的时候你呕吐的症状有没有好转一些？

患者：有的，在谈恋爱的时候确实不那么严重了。

科室主任：你每天都会想你的丈夫吗？你依赖他吗？

患者：还好吧，也没有特别想，也不怎么依赖他。

科室主任：你和丈夫的性生活怎样？

患者：挺好的。

科室主任：一般一周几次？

患者：一周三四次吧。

科室主任：是你主动，还是他主动？

患者：他主动。

科室主任：你有性需求吗？

患者：也有。

科室主任：在你的夫妻关系中有没有模仿爸爸妈妈的模式呢？

患者：妈妈是一个比较强势的人，我也是一个比较强势的人。

科室主任：爸爸妈妈相比，你更喜欢哪一个？

患者：爸爸，他对我比较关心。

科室主任：那你现在感觉过得开心吗？

患者：不开心，让这病闹的，总觉得好不了了。

科室主任：你对饮食有没有什么要求？

患者：我就是喜欢吃一些比较干的东西，比如米饭之类的。可是妈妈总让我喝粥，我就是喝不下，受不了那个味道。

科室主任：你在工作中的表现怎么样？

患者：挺好的，我是一个比较利索的人，所以会受到领导重视。

医生D：在你每次呕吐之前有没有什么征兆？

患者：没有。

医生D：和月经的周期有关系吗？

患者：没有。

医生 D：有没有当你想吐的时候会吐得更厉害些？

患者：没有，这个吐就是没有规律的。

护士长：你呕吐症状加重的时候是在哪个科工作？

患者：是在 ICU 的时候。

医生 C：假如现在你没有病了，你觉得你未来的生活应该是什么样的？

患者：可能会先计划生一个小孩吧，然后好好工作，好好生活吧。

医生 C：在什么环境下你会感觉好一点？

患者：在比较轻松的环境吧。

科室主任：由于时间关系我们今天的会诊就到这里吧，我们会继续讨论关于你的治疗方案。接下来会有心理医生跟踪治疗你这个案例。

【讨论环节】

主管医生（男）：患者的母亲对孩子的病是有抱怨的，表现有些异常。女儿在医院很痛苦，母亲每天还打扮得花枝招展的，给我们的感觉是她们不亲密。有时候患者吐得很难受时，她母亲依旧该说说该笑笑，有时候还和其他陪属打扑克。这让我们感觉很奇怪。

【会诊意见】

患者的这种呕吐症状，类似于中枢性呕吐的症状，但是还找不到充分的证据来证明。她年幼时的晕倒并磕伤的经历怀疑有煤气中毒史。我们要进一步对其脑功能进行检查。另外，还要进一步了解其亲子关系，尤其是患者与母亲的关系。从这两个方面考虑病症的原因。

患者的发作形式不太像癔症的发作形式，心理动因不充分，建议请神经内科高级专家会诊。现在在心身疾病中有一种内稳态失衡的说法，虽然找不到影像学的证据，但很有可能大脑在中毒，酸碱失衡的情况下会出现功能的紊乱。虽然找不到颅压高的证据，但也除外心理因素造成的呕吐。

【诊疗结果】

患者拒绝再次会诊，但是在抗焦虑药的基础上合并使用舒必利后，逐渐调整药量，症状逐渐消失。3 个月后患者出院，未再随访。

案例35：

跳动的玻璃碴

【基本情况】

患者，女，34岁。中专文化，小学教师。主因强迫担心玻璃碴扎到自己，强迫洗涤半年住院治疗。

【督导现场】

患者：我上中专的时候有个人追求我，我也喜欢他，但他没有钱。舅舅邻居家有个儿子，也考上了大学，我偷偷地喜欢过他。后来我和他开始交往。写过信，交换过照片，也约过会，还拉过我的手。但真挑明了，他说没那意思。我很受打击，越想越后悔。后来我喝了安眠药，我父亲把我送医院去抢救。经过抢救我醒来，我就想我怎么做这么傻的事儿啊？我可以找别的男朋友啊。出院后，就有人给我介绍对象，然后我遇到了现在的老公。这是一件事。再一个事情就是给父母买东西，我们家条件好，不需要我，但我孝顺他们是应该的。我经常买点东西，但我老公老嫌我给娘家买东西，刚结婚时给家里买块肉我都不敢说，怕他说我。后来我买东西回娘家他知道了就和我吵架，买点东西就吵，说我有私房钱。我父母心疼我经常说要给我钱，我不要，我说"不缺钱，你们别管我，只要能活着，只要我好，你们就不用给我钱。"我只能孝顺他们，不能再要父母的钱！我私存了个折子，有3万块钱。父亲生病时，我拿出钱来让他看病，但我父亲一分钱都没用。父亲去世之后第三天，我母亲拿出3万块钱给我，说："等我老了，能用上，你就给我用，用不上就是你的了"。母亲不知道那是我的私房钱，当着老公的面给的，他竟然接了。我觉得他对不起我的父母，自己没出力，还不自觉。我后来失眠了，但不想吃药，他拿刀子逼我看医生。又过了几天，晚上给孩子喂奶，那奶瓶从桌子上掉了下来，碎了……

科室主任：好，我打断一下，你认为这就是你觉得见不得人的一些东西，是吧？你认为你见不得人的东西，是你的病因吗？

患者：我内心藏了很多年，觉得自己有见不得人的事。曾经一下喜欢两个男人是见不得人的事；成为校长的老公却那么爱财，这也是见不得人的事。

科室主任：觉得给你构成足够的压力了吗？这些事。

患者：反正是压力，也是……

科室主任：难过？这段时间你看病有一个主诉就是你对玻璃、玻璃碴特别关注，你觉得这病和玻璃碴有什么关系？这玻璃碴和你有什么关联呢？

患者：没什么关系。我婆婆摔了瓶子，不能接受这么多玻璃碴，过了几天，还觉得有玻璃碴。她今年69岁快70了，又骑个电动车，生怕她有意外。

科室主任：很显然玻璃碴不会导致生命问题，你存在一些恐惧，这种恐惧是怎么来的呢，这么多医生我们一起来帮你分析你内心的潜在的问题。你刚才说的那些都像陈芝麻烂谷子了，青春期女孩对异性的好感以及彼此探索的欲望，甚至性游戏，大家也不会把这些当成什么大不了的事，这也是每个人成长过程中的必经之路。你自己也清楚，没有被强奸，也没有怎么着，你也用死证明了你是一个清白的女孩，很纯洁的女孩，你现在想一想是什么影响了你的生活？

患者：奶瓶摔了之后，我怕玻璃碴扎着孩子。就把被子、枕头套、沙发套都拆下来扔了，甚至被子、褥子都换成新的了。

科室主任：a 沾上 b，b 沾上 c，c 沾上 d 了……事实证明你的孩子长大了，皮肤有很多层，都能防御玻璃碴。他有痛觉，万一扎到他会离开，不会怎样。担心是没有必要的，是什么让你过于担心的？

患者：我就是觉着怕那玻璃，还是怕。

科室主任：不是现在才引发的，玻璃在你的生活中也是经常出现的，是吧，为什么现在才开始频繁地看医生或者住院，你内心真正恐惧的是什么？

患者：我觉得就是玻璃。

科室主任：玻璃是一种符号，你到底怕什么呀？如果我们今天能给你一些启发，我们今天的目的真的就达到了。

患者：我怕公公，怕他们老说那些不好的话，怕他们鼓动着我老公和我吵架让我生气。后来我说买楼房和他们分开住。过了 5 年基本上就不吵了，就没有那么生气了。

科室主任：你是害怕回婆家是吗？

患者：是。

科室主任：坐月子一定要去公公婆婆家吗？

患者：不是，坐月子是在楼房里，因为父亲得了肺癌，需要人伺候我，母亲还得伺候父亲，毕竟婆婆不是母亲……

科室主任：其实你是对你婆婆有意见。

患者：婆婆说话很难听，我父亲死了她还说呢。

科室主任：你父亲是在坐月子之前还是之后去世的？

患者：在坐月子之后去世的，产后4个月。

科室主任：坐月子之后，你出现这个症状是在什么时候？

患者：我父亲还活着的时候，我小的时候，我父亲说，做人要马马虎虎，不要太认真，事儿过去就算清了。

科室主任：父亲在你内心的地位是很高的。

患者：是。

科室主任：那你为什么不听父亲的话呢，你还是不踏实呢？

患者：没有父亲后，我丈夫手机坏了，买了个新手机，我反复地看，他们说得有卡，我就把旧卡转出来，再给打电话，反复地看反复地看。

科室主任：你看到了什么？

患者：我老公的电话上有好多女人的名字。后来就出现了摔碎奶瓶担心玻璃的事，还出现了反复洗手，现在不洗了，正常了，心情也好了，也不想了。自从住了院，也睡得好了。

科室主任：你的症状是和情绪直接相关的，是吗？

患者：嗯。

科室主任：你的情绪好了，症状就没有了是吗？

患者：嗯。

科室主任：你还有一些什么潜在的担心和害怕的东西呢？

患者：我婆婆我公公吧，好几处房子，买貂皮、珠宝。公公当医生，又有事业。我老公是当校长的，有时候说话挺难听的。别看现在，有时候我可怕他们说难听话了。

科室主任：怕你公公婆婆说难听的是吗？

患者：嗯，我为什么睡不着觉，就因为他们。

科室主任：你有了病之后，大家都让你三分，觉得你有病，你觉得这是个好事还是个坏事？

患者：实际是坏事，我心里难受。

科室主任：心里面难受能用这种方式缓解吗？

患者：我可以转移注意力找别人玩会儿，你给我看的，我好多了，好百分之八十了，我就转移注意力，上这玩会儿，上那玩会儿，开心会儿。

科室主任：你的生活中有什么事让你开心啊？

患者：跳跳舞，看电视，陪老公逛商场让我开心。

科室主任：那什么样的事情让你不开心的啊？

患者：就是上我婆婆家，我就不愿去。

科室主任：那是老公的爸爸妈妈，你能回避得掉吗？

患者：他们对我好，我就愿意去，对我不好，我就不去。

科室主任：你是病人，大家都得让着你，或者大家见到你都紧张，你愿意在这种角色里待着吗？

患者：不愿意，我愿意恢复正常。

科室主任：恢复正常，那怎么样才能恢复正常呢？

患者：不要想这些东西，这些东西都是没用的，我看那大夫给我拿的书上说：这好比一个恶魔缠着我，它越觉得我好，就越缠着我，说我不理它，它就跑了。实际上这些东西是不存在的，你和我说的也是，我自己给自己编的童话故事，有时候自己就忘了。

科室主任：你得记住，你心里还有什么东西，我觉得你还有最重要的东西没有说出来。强迫的症状是一个无底洞，暂时的满足，会让你舒服会儿，可会带来更不舒服。这次我把东西都扔了，那有没有可能沾上没扔掉的东西。

患者：你给我说的，我听了，我听李大夫的话，这回怨我，没有听你的话。

科室主任：这是一种规律，你怎么从这种规律中，从你的死循环的规律里走出来和正常人一样？

患者：我那个东西，清了。我把家里都看了个遍。我给你说冰箱有，冰箱上一擦就是有，床底下有，一扫还真有。当时觉得干净了，后来又觉得不干净了。

科室主任：你一直在一个死循环里。

患者：我临上医院来，还有最后一件事儿，他奶奶那个垫子，洗过了，搞了个箱子，我都给烧了。

科室主任：我有种感觉想给你说，跟你谈了这么多，你说话像一个农村的妇女，不像一个人民教师，或者受到中高等教育的一个人，说话就像那种萝卜白菜，没有提炼。

患者：我老觉得不如别人，要不你说我自卑。

科室主任：你确实不如别人，为什么不把精力放在提升自己上？

患者：我也提升了，让我教小学的时候，我就认认真真地教，好几所学校呢，别看我不强，教得不好……我还拿过奖呢！

科室主任：文凭和文化是两回事儿，这些东西你呈现的都是碎片，没有提炼，甚至你不能跳出这个事儿看这个事儿，这就是你的问题，你总是缠绕在这个细节上，从沾到被子上的玻璃碴再到各个地方的玻璃碴。要从细节中进行提炼，我们做心理治疗，要强调对方要有心理学的头脑。你能够体悟，我告诉你，你能进行发散式思维，来对应自己。你真正恐惧的肯定不是玻璃碴，你内心恐惧的是特别严苛的人，你没有能力去控制。再有一种恐惧是一种分离的恐惧，你对父亲那么崇拜尊敬，他离开你，你没有人保护的恐惧。

患者：他离开了之后，我怕，坐都不敢坐。

科室主任：这可能是让你恐惧中的一个原因，你要从玻璃碴中的恐惧提炼出来你真正的恐惧。在和你的谈话中，你还有没有说出来的恐惧。

患者：就是教小学的时候，我教的班考试都考在前面。

科室主任：这不能说明什么，你要有内涵和足够的知识含量和文学文化修养，才能让你的学生尊敬你。

患者：是啊，十好几所学校竞考前几名，这次我也考了第三名，我没有那么高才，我就只教低年级。所有考试都考得不赖。

科室主任：我刚和你说了你要提高自己的文化素养，你内心的踏实感来自于你的内涵。我认为我自己是个足够好的女人，就不怕我老公出轨。你总担心自己不够好，害怕别的女的入侵。你看我们给你分析出来这么多恐惧，和你的病有关系。

患者：对。

科室主任：其实你的玻璃碴，是你自己外化了你的恐惧，闹腾得所有人都觉得你有病。他们都会远离你，如果你孩子也认为她有一个病妈妈，对你孩子的影响很大。

患者：闺女说我神经病，赶紧看病。

科室主任：所以你现在得赶紧摘掉你这个符号。

患者：嗯。

科室主任：我们现在帮你分析出来的，你现在真正恐惧的是什么？

患者：我听你说，我老公有过外遇。

科室主任：这是你说的，不是我说的。你害怕什么？

患者：玻璃碴。

科室主任：你说是玻璃碴，这从你出生就有，为什么你现在怕玻璃碴呢？

患者：原先不怕，现在摔了瓶子之后就怕了。

科室主任：接着想。

患者：（沉默）失去父亲。

科室主任：对，一个女孩子，父亲的地位在内心是足够重的，失去了父亲，你失去了重要的依恋关系。

患者：我和我老公说，没有父亲，以后有啥事你得着急了。

科室主任：最后问你一个问题，在20岁的时候是在我们医院住过院，住过一个月，是在我们科吗？

患者：我在哪个科住的院……

科室主任：你当时是要死了吗？

患者：就是喝药了……

科室主任：就是因为你心仪的那个男生没有和你好？

患者：对对对，因为喜欢他，现在也后悔。

科室主任：暗恋了很长时间？

患者：嗯。

科室主任：你真的为了他去牺牲生命，是激情之下的决定？

患者：他又给我写信，他又给我相片。

科室主任：也就是说你俩通过信？

患者：嗯，对。

科室主任：是你内心爱慕的，然后人家没当回事儿？

患者：嗯，是。我老公一和我吵架我就想他。

科室主任：其实你心里一直有个男人。

患者：后来就不想他了，我老公对我好，我就光想我老公。

科室主任：你假想的万一发生的事情你控制不了，现在只能把你自己搞好。

患者：现在不想计较就想看个电影啥的。

科室主任：你检查玻璃碴，不如检查自己脸上有没有痦子，有没有黑斑，把自己搞得漂亮一点，学说话。说话有点水准，像个人民教师了，就不那么想玻璃碴了。

患者：嗯。

科室主任：那你先回去，我们随后再讨论你怎么做。

患者：……（自言自语）

科室主任：你说你该怎么办？

患者：我觉得我死了……（自言自语）

科室主任：现在很轻松了吧，陈芝麻烂谷子都扔了，接下来就看我们怎么治疗了。

患者：……（自言自语）

科室主任：好了，行了，再见啊！

【讨论环节】

科室主任：你们在座的医生是什么感觉啊？

医生E：我觉得她的症状是来源于内心的自卑。说怕公公婆婆，我觉得就是换一个公公婆婆，她也应对不了，因为没那个能力。她内心是非常自卑的，自己也清楚应付不了，就拿那种小芝麻的东西，来陈述自己各种问题，来强调自己有多努力。一直强调那么多人那么多学校她考第几，但是你考了第一，你的能力不在那啊。您刚才说的萝卜白菜，像大街上一个大妈，内心很空，即使考过第一也和真正的第一不一样。

医生A：说她自卑，她起初是认同的，但后来一说自卑，她就反驳。到底她认不认为自己自卑，是真正地承认自己自卑，还是表面上的。她非常固执，自己还认识不到。在她和婆婆的关系中，她抱怨怕公公婆婆，怕公公婆婆严厉。是因为她知道自己没有能力，明白自己的这种情况还非得表现得她有多好，有多努力。说她老公不离开她的原因时，她认为是因为儿子和女儿，这是在自己找理由。

医生B：她的自卑来源于自己的女性性别，她像农村妇女一样，认为身为女性就很自卑。现在不怀疑自己老公了，认为自己有儿有女怕什么，有了儿子，男的能怎么着，多了一种底气，这是她生了女儿之后没有的。我觉得她在她的症状里沉醉，认为这么多年，我终于生了儿子，我扬眉吐气了我要开始折腾你们了。生了儿子后婆婆对她的态度变了很多，更加强化了她这点。

科室主任：嗯，还有什么？

主管医生：我说两句关于诊断的问题，她担心锐器伤到自己，是强迫意向吗？是哪些因素导致形成的强迫？她比较封建保守，家庭教育也比较传统，所以第一次谈男朋友时甚至想自杀殉情？幸亏当了老师，如果不当老师，可能更差。

科室主任：今天很奇怪，有两位高年资的住院医生对她的诊断不清，这个病人是个典型的强迫症。是这个病人将混乱带给了你们。为什么确定是强迫症呢？这个人的心理冲突的变形表达是对玻璃碴的恐惧。那心理冲突的原型是什么？我们再分析：第一，丧失父亲的焦虑不敢表达，就像不敢理直气壮地给父母买礼物，怕丈夫说，压抑自己；第二，恐惧丧失丈夫，她丈夫被提拔成校长，她内心是非常恐惧的。恐惧被丈夫抛弃，担心被伤害，其实是对丧失婚姻的强烈恐惧；最后是对性的冲突，她对男女的尺度是把握不好的，因为前面大段大段的叙述都是有关性的，她对性非常压抑，有耻辱感，同时也是非常感兴趣的。这种性的冲突，不敢趋近男性，很大的一部分心理压力都来自于这里。再加上早年她认为那段"恋爱经历"是见不得人的，这种耻辱感就更加强烈。这是典型的强迫症，也可以诊断为焦虑障碍。这个人给大家带来混乱的另一个原因，是因为她还带有癔症色彩，混乱复杂。从那次殉情也能看出来，但是我们不能仔细地问清楚那次自杀的过程，这种伴有癔症色彩的自杀肯定是夸张，死不掉的。她的强迫症带有癔症色彩，有时候又有歇斯底里的表达。"玻璃碴"是她内心焦虑的症状表达。这个案例非常有意思。

主管医生：每天查房就好比被她紧紧地抓住一样，不让你走。打不断她说话，最后实在没办法才让你走……

【诊疗结果】

接下来的跟踪治疗由医生C来做。跟踪随访两年，患者强迫症状得到了有效的缓解。

案例 36：

针锋相对的夫妻

【基本情况】

患者，女，56 岁。已婚，汉族，初中学历，工人。

【病历】

患者主因间断情绪差，头晕 30 余年，加重 3 年入院，患者自 1983 年因为工作琐事不高兴开始发病，症状表现：抑郁、情绪低落、兴趣丧失、躯体乏力，当时诊断为神经衰弱，服用过谷维素。自觉没有疗效，但也能正常生活工作，病情时好时坏。近四五年因生活琐事病情加重，高兴不起来，头懵，情绪低落，发愁。最近 3 年先后曾经服过黛力新、西酞普兰、文拉法辛、度洛西汀、舍曲林、奥氮平、帕罗西汀，效果不太好。有典型抑郁的晨重晚轻规律，有高血压、亚临床甲减、面神经麻痹病史。精神检查有情绪低落，兴趣减少。目前考虑诊断复发性抑郁障碍。家族史：姐姐有精神病，其姑母及姑母女儿有精神病史，女儿有抑郁症，孙女有精神症状表现和不正常行为。患者认为症状与丈夫有关，家里人说两人感情不好，从孩子很小的时候就开始打架吵架，她认为丈夫爱她，她也爱丈夫，但性格上有冲突。另外，丈夫大男子主义，脾气暴躁。她愿意接受家庭治疗，希望可以劝导丈夫，但也想改变自己的根源。丈夫生意做得好，出入风光，患者自诉不自卑。

【督导现场】

患者：我就是有个心结，我和我丈夫在一起 40 年，从来就没沟通过，他工作忙。他干事业行，对家庭的事不行，这么大的家庭，从来就没问过。和他说什么他都不听，一着急了就打我、自己扇自己、上吊、摔电视。

科室主任：你们是有沟通的，就是不是温和的沟通，是以暴力的方式沟通的。

患者：没、没有沟通。

科室主任：是不是所有的事情都会这么处理？

患者：这 40 年来都这样，以前孩子小的时候忍了，现在孩子大了、结婚了，就加重了，我现在脚软得不行。他现在是茶水不进，油盐不进，别人一说他，就对我这样蛮横，觉得我有精神病，说再说就弄死我。我说你叫我把话说说，我错了你给我讲，我也听。他也讲不出什么。打也打了，骂也骂了，我和他的关系啊，现在我就想离家出走。我曾离家出走过，我没钱，啥也没有。我想在外面租一间房，我给女儿说了，女儿觉得由我出面不好，自己用700块钱给我租了个房子，结果女儿丈夫怀疑她外边有人，第二天打女儿更凶了。我就回家了，女儿那时候的身体不好，说，妈你看我这心脏，医生说都堵着呢，比我爸还厉害呢。我一想我老了连一点依靠都没有，丈夫和女儿都不行。天天都睡不着，忍到四点多我就喊他，让他起来。咱们今天谁也别着急，我错了，我给你道歉，家庭问题还得沟通。你看女儿这事儿？他说，他们这事，你闹不清就别管了。我说女儿这事儿你必须参与，不参与太平不了。他说，谁能管得了她，她家的事自己管就行。说着生气了，跑到阳台上，说我不活了。跑到那房顶上骂街，骂得我在小区抬不起头来。他说我，你不会死啊？喝药啊，跳楼啊。我就给他跪下了。现在女儿也受我们影响，还影响了孙女，这么多年大事小事都没沟通过，他也没管过。现在女儿闹到这一步和他有直接的关系，他生气把女儿打跑了，我想挽回，越弄越乱。我这个家就是互相伤害，互相怨恨，他一点没起积极作用。儿媳妇是农村的，素质比较低，家庭教育也不好，她不上班，过节她要去走亲戚要从家里拿东西，我说过几天再去吧，因为过几天单位就发福利，好多东西就不用花钱了。儿媳妇不干撒泼。说是我老公让拿来了，我就打电话给他，他说他知道，儿媳妇从此更加怨恨我。我就跑到他公司去，我想当着女儿、儿子、丈夫面就跟闹着玩似的把事儿说开，省得儿子跟着媳妇一起怨恨我。结果闹的事儿大得差点出了人命。我在路上问他，儿媳回来拿东西你知道吗？他说，知道怎么了，然后就走了。到车库之后我又问他，我说你知道应该和家里说一声，你这样对我不公平。后来女儿说了一句这话让他说说嫂子，别说话总带着骂腔，后面他爸就当着我面给了女儿一巴掌，把女儿打得鼻子流血，后来女儿就急了。说你这样对我妈不公平，你对我妈又打又骂的一点也不好，我不认你这个爸爸，我以后一分钱也不花你的。他扑通一下就给跪下了，我丈夫就说我错了行不。我家刚搬了新小区，我也不想让别人知道，赶紧说咱们回家说，他说不行然后就往外跑。别人不知道咋回事，我就和别人说喝醉了，我给他台阶下，他就和闺女说，你走我没你这样的闺女，女儿满脸是血，哭着对我说，你说你过的什么日子，这都是我的错吗？女儿一踩脚跑了。我到处找女儿，她哥嫂都不管，老头子也不管，我走在街上哭着找女儿。第二天女儿同学打了电话过来说她回学校了，那时还没开学呢。其实这件事儿吧，让他帮忙做点儿主，很简单一个事儿，他就这么凶，芝麻点事儿就闹得这么大，其实儿子和媳妇的事儿也不大，闹了半天，都是一家子。他重男轻女，就连个香蕉，儿子拿行，媳妇儿拿行，女儿拿就不行。他这润滑剂作用起得不好，没给协调起来，我生气，我生老头的气，生孩子的气。

科室主任：你讲完了吗？

患者：你看事还多着呢，但是大概情况就是这样了。

科室主任：需要他给你支持的时候，你得到的是一个反面的结果。

患者：对。

科室主任：你和老公处了 40 年，你认为他有什么样的问题呢？

患者：他在外面也没有外遇，可在乎我了，你看我这长相，左边脸面瘫，能力也不如他，这社会这么开放，他要是对我有看法，我也不是非得粘着他，都痛苦，都是折磨。他事业做得挺好的，他好的时候我们一起去玩，他把我头发用吹风机吹干了，把袜子洗了，他不睡叫我睡，你说他是个好人还是个坏人呢？他就是办事儿措施不当，还冤得不行。

科室主任：你是第二次在我们这住院吧？

患者：对，第一次在……

科室主任：在 7 楼？之前我好像看过你一次？

患者：对，之前看过一次，去年 12 月 31 日。

科室主任：好像你没有提及你和你老公之间的事情，我印象中你一直在说他对你好呀？

患者：他对我呀，好的方面也有，可伤我的方面也有。

科室主任：你没有涉及这方面，是不是你一直在掩盖？

患者：原来我就是掩盖。可是女儿的事再也让我承受不住了。女儿离家出走后，找了个丈夫。依我看脾气大又缺心眼儿，我给女儿说过，她就不听。女儿的事和老头子说了，他不管，结婚一分钱都没给。

科室主任：你住了两次院，这次住了多久了？

患者：10 天了。

科室主任：那你应该对我们这很了解了。你看过我们这的医生和护士和精神病人打架吗？

患者：没有见过。

科室主任：见过冲突的吗？

患者：我去年来住院的时候，我正和护士说话呢，一个病人给了我两拳。

科室主任：你今天叙述了这么多，包括我们今天听你说了这么多，通过听你描述，我们有一种感觉，你老公是有问题的。因为我们没有见到他我们不能明确说有什么样的病，他可能是人格上有缺陷的人，他不能控制自己的情感和冲动，有的时候就像类似精神病人的发作，像这种人你没有能力包括我都很难去拯救他，那么你应该学会和这样的人相处，明白了吗？

患者：嗯嗯，明白了。

科室主任：你看，我有困难，我向王医生求救，我向葛医生求救，但是我们绝对不会向我们科的病人求救。

患者：嗯。

科室主任：因为他没有能力帮我。

患者：嗯。

科室主任：你有困难需要帮助的时候，你想拉你丈夫帮你。可能他做事业还可以，但是他的情绪处理能力很低，情商也低，没有能力去处理这样复杂的情感情绪，你能不能放弃对他的要求？

患者：家庭缺憾是弥补不过来的。

科室主任：你听明白我的意思了吗？你对你丈夫的要求很高，我们明白你，也理解你。在你叙述的过程中，我们承受的压力要比你大，你把你家庭中的那份委屈带到了我们现场，我们每个人都能感受到你的委屈。这样一个委屈的女人，已经这样过了40年了，你们也不可能离婚。你离不开他，他也离不开你，你们相处的模式应该改变，你应该放弃对他的依赖和需求。

患者：你看你劝我，我知道。我女儿这么大事儿得了教训，一次次得了教训，想着他不撞南墙不回头。现在呢，他是撞了南墙还不回头，还是这么凶，把电视摔了，吓得我病了。

科室主任：你对他是很黏的，改变他有一个前提就是他得接受改变，要求你改变和他之间的相处模式，如果他不配合改变，你主观上得放弃他。举个最简单的例子，我们女人买东西的时候有一种要求想去求证，就给男朋友打电话说，我在买东西你给我个建议，他说你看着办吧，我也不知道，那你下次还给他打电话？下次他还是这样，那我第三次第四次还会给他打电话吗？就开始不给他打电话了，就放弃了啊。这时这个男友是温和的，回答我不知道你自己做决定。如果男友说，你这个傻娘们，你就知道花钱，追过来再揍一顿，那还会理他吗？

患者：明白了。

科室主任：现在你可能就是那傻娘们。

患者：嗯，是。

科室主任：一次次被攻击一次次被打，打得特别无奈的时候，还想改变他，你没看清楚他。现在我们理解了，你女儿也很漂亮，怎么就急急忙忙选择了那么一个丈夫，这种遗传式的重复太可怕了。

患者：女儿说过，我就是最坏的样板，就是要远走高飞，再也不见你们了，你们也别管我了，你们天天吵吵。

科室主任：也可以啊，远走高飞，找一个好男人，嫁了。

患者：她说是个男的，我就愿意。我也不怕别人笑话，女儿和这个男的是未婚先孕，你也知道吧，直到孩子都生下了几天才给我们家小子打电话。我去了以后，他家就是要结婚，连商量都不商量，找我和这孩子谈，"连孩子都有了，结婚呗，过日子呗""我说结婚怎么结啊，日子怎么过啊？"他说不出来。我就打电话问老伴，想让他和未来女婿谈谈。老伴说："你死在外面，别回来了。"

科室主任：其实你要渐渐地学会和你的丈夫相处，比如说有狼孩，有猪娃子，这些无法用正常语言正常行为沟通的人，会形成一种模式，你要理解他。比如他骂你的时候，可能是他最脆弱的时候；否定你的时候，其实是想让你去替他做什么。你理解不了他，因为他有时候是一种反向，反面地去表达。骂你的同时，其实是想我媳妇儿这方面比我能力强，我应该让她去做这件事儿。你丈夫会正话反说，恶心你的时候，其实是赞美你的，你得拐着弯和他说话。你比如说，我说王医生的时候，我会说"你看他那小老头样儿"，其实他是我最喜欢的医生，我跟他很近，我才敢这么恶心他。你要理解他，要理解那种非正常模式。

患者：我感觉自己越来越软弱。

科室主任：其实这不光是单纯的软弱，是你经常误读他。其实你老公是那种，在外头很膨胀、很自大的人，回到家情商低、没能力管家才有这种反向的表达，再加上他无法控制冲动的性格特征，有时候就像一个精神病一样。你去剖析剖析，你看看是不是像我说的一样。

患者：你说的我理解了。

科室主任：你虽文化不高，你的悟性是很好的。

患者：要理解他，想好他说话真实的意思。

科室主任：对对对，你要怎么应对他，就像对待动物一样。你看你打架是没有必要的，是可以回避和避免的。

患者：说说我的心里话。

科室主任：Ok。

患者：你看我也闹了30多年的抑郁了，我在这住着也挺好，医生和护士也挺好，做做心理指导，我觉得是不是你看能从医生的角度和他谈谈。

科室主任：他能接受吗？当然我可以。

患者：我也提过和他谈谈。

科室主任：他能接受吗？

患者：你看我挺在乎他，从医生的角度给他一点意见。

科室主任：但是我们不是你的枪。

患者：啊？

科室主任：我们这一枪扎进去，可能无效，他必须接受性格的矫治、人格的矫治，我们可以替你这样做，但是什么效果我们不好说。你住的是我们医院最好的病区，是最好的医生，他们很关心你，我们也非常愿意帮你做这件事情，但是收效有多少，他必须自己意识到自己的问题严重性，愿意接受矫治。如果他接受，我愿意帮助你。

患者：那就试试吧，你看看。

科室主任：我也愿意，但是我们的期望值不要太高。还是因为你太在乎，你要学会放弃，不是要你去离婚，要放弃你对他的要求，他不可能做到对你温暖呵护，明白了吗？对于他来说，在你不能控制的情况下，我觉得淡着他是你最好的武器。

患者：以前还说说话，现在就是干脆不和我说话，就是冷暴力了，你说我就和你说。

科室主任：其实这里有一个问题问你，你会撒娇吗？你看他那样冷眼，你热情啊，"老公你回来了，我可想你了"，你说过吗？

患者：（笑）哎呀。

科室主任：你们的问题就是他这么拧巴，你那么拧巴，这下明白了吗？针尖对上麦芒了，你这个麦芒还是顶不过人家的针尖儿吧？

患者：是。

科室主任：你要理解他行为背后的深意。就不会引起他情绪上的波动。

患者：或许你说得对。

科室主任：你老在剖析他的歪曲的行为，错误的行为，否定的行为，言语的行为，你要走出这个怪圈。

患者：说梦话都是在说他，尤其是最近。

科室主任：其实那是你性格的问题。他不是那种全面的人，所以你不要老挑他的理。其实他挺弱智的在情感方面，你要适应，所以在这方面对他要求不要那么高。你看之前你那么计较他说的话，现在你要反着听他的话。曾有病人给我打电话说，说我要杀了你。人格缺陷的人，骂人是他们的宣泄方式。

患者：明白了。

科室主任：其实他没那么可怕，掰开了揉碎了，你再考虑考虑。

患者：如果这样想是好点儿了。

科室主任：有个成功的男人说，千错万错拍马屁没错，夫妻之间不要总讲理争对错。如果你会说："老公你真棒，你赚了这么多钱，我真有安全感"，每天见了你就高兴，就有成就感，这还打你吗？不会的。

患者：他就是自学成才，他把他的精力都投入到工作里面去了……

科室主任：你现在不是20岁的小姑娘过来咨询，如果是，我们肯定让你谨慎和他结婚。你现在都60岁了已经过成这样了，而且你也离不开他了，要是每天没有一个人打你、骂你、训你，你还觉得难受，已经形成习惯了。

患者：可是生活的残缺已经留在我身上了。

科室主任：那就现在慢慢处理呗，你先改变你的思维方式。

患者：嗯，我回去试试。

科室主任：那咱们今天就这样先结束了？

患者：好，谢谢。

科室主任：不客气。

【讨论环节】

科室主任：对这个案例在访谈时，分析得很清楚了。我看到当这个患者离开房间的时候，几乎每个人都松了一口气。

> **治疗随笔**
>
> 这个善良的女人之所以不幸，源于她的性格，较真、认死理。严苛于己，也会严苛于人。

案例 37：

放不下心

【基本情况】

患者，女，48岁。已婚，汉族，干部。

【病历】

患者主因情绪低落，心烦，失眠6个月入院。患者于6个月前，因工作压力大，出现情绪低落，对什么事情都不感兴趣，不愿出门，做事没有愉快感，自责，自卑，头痛，胸闷，失眠，感觉能力下降，心烦焦虑，坐立不安，遇事总担心。当地医院诊断为"抑郁发作"，服用艾司西酞普兰片治疗。后因全身不适，换用黛力新、舍曲林治疗，效果好。但服后1个月出现皮疹，遂停用。5个月前，患者再次遭受生活事件打击，病情恶化，情绪低落，懒散，不愿干活。后改用帕罗西汀片30mg早1次。目前患者感觉困倦，上午要睡到10时，夜间睡眠好，有时心悸，双手发颤。1个月前在我院门诊就诊，诊断为"抑郁状态"。既往有高血压病史。

【精神检查】

意识清晰，定向力完整。接触被动，问话切题回答。表情愁苦，情绪低落，兴趣下降，无愉快感。自责，自卑，自我评价下降。心烦焦虑，胸闷气短，睡眠差，早醒。自知力存在。

【督导现场】

科室主任：今天是精神心理的督导查房，我们大约有1个小时的时间讨论有关你的情况，希望能帮到你。

患者：半年以前首先是失眠，然后就是头疼，胸闷，情绪低落。一开始头昏、头晕、头疼，MRI、CT都做过，莫名其妙地就疼，疼得受不了，住了2次院。后来又住了两次院，住的都是神经内科，用的药就是那种营养神经的，该检查的基本都查了，最后的结论是神经性、血管性头疼。没办法，就吃布洛芬，一疼就吃一片，吃一片好那么几天。再过一段时间又疼了，反正我也不管它了，大概是在2—3月份，因为我们的工作在这个时候是处于高度紧张的一种状况，管的那些东西非常严格，不允许有一点差错。上级都要来检查，有一丁点做得不好不是通报就是处分的，那些东西非常敏感。枪支弹药，它不是有好几道门嘛，我每天至少要关5～6次，关上了出去了，出去了我又回来了，回来了我又关上了，就老觉得似乎没锁好。在6月份的时候，枪支检查，两个枪支的型号和两个人不相符，如果是一般的货物那就无所谓了，但在我们那就不得了了，是大事。这样那样的压力就特别大，特别地紧张，这件事，好像刺激到我了。在干这个职业以前呢，我是搞财务的，一直就是很紧张，生怕弄错了，不停地换算啊。报表、票据什么的，是不能出错的，错了就不行。在六月份的时候，有一个调查牵扯到了我，要找一个东西，这是我经管的。但是因为时间太长，谁也没能记住，我觉得是我管的，我能马上找到，我就要去找。那天天闷热，当然仓库里也有电扇，我当时又急又紧张。

科室主任：那你有什么可紧张的呢？那个东西就在那，它又不会丢。

患者：我老是觉得丢了怎么办，丢了怎么办？最后找到了，找完了这心就踏实下来，但整个人就像崩溃了一样。回到家不想说话，觉得累死了。不想动，老睡觉，不想出门。最后跟领导申请说，我说我不能再干了，再干真的不行了。负不了责任。后来领导就这个事也挺理解我的，让我暂时休息，我的职位换了一个人。交接完了以后就觉得彻底放松了。但是放松几天以后出现情绪低落、心烦，觉得哪哪都不舒服，一礼拜恨不得跑三次急诊。天天都是心脏要跳出来了，心情焦虑，就是那种心揪揪着，有时有濒死的感觉。但是一查心电图没事。查了多少回，医生也是说，没睡好觉，回家吃点安眠片。回家了一个劲儿心跳，心跳最多的时候120多下，老是跳，嘭嘭嘭地跳，怎么着都安静不下来，坐卧不安。不知道怎么好，就愿意躺着，睡觉躺着是最舒服的。家里人发现老是躺着也不是个事啊，就去看了我们当地医院神经内科，神经内科的医生看了以后，初步诊断我为焦虑症，给我吃黛力新。吃了一段时间，也就那么回事吧，也不怎么样，倒是能撑着了。后来又给我加了1片帕罗西汀，吃着也没觉着好哪去。最后他们又建议我住院。当时我可能是对这个病不太理解，就把抑郁症等同精神病。我还强撑着上班。实际上我已经不行了，在办公室已经是坐不住了，医生建议我住院，我觉着住院不就是吃点药嘛，我在家也能吃啊，最后他说那不一样，这个精神问题的病是多方面的，来了以后医生会给你规范地治疗。领导说你没事看看孙子，哪那么多事啊。不行，我看不下去，看到小孩在那闹腾就烦。最后是没办法了就到这来了。大致的病史是这样子的。

科室主任：你的工作是？

患者：公安部门，警察。

科室主任：工作多长时间了？

患者：30多年了。

科室主任：你的职务是？

患者：我的职务在我们那行政级别是副科级。负责财务，装备。

科室主任：你现在是有点紧张？

患者：一直紧张。

科室主任：你是从什么时候开始紧张的？

患者：当时年轻的自己好强嘛，什么都能应付下来，而且干什么都想争第一，什么都得好。反正我从工作到现在，功勋奖励除了烈士的没拿到，几乎全拿到了。什么部级的，省级的，几乎全都有，都有。所以说我就不允许自己这样，我现在基本上是废了。

科室主任：你是从什么时候开始吃药的？

患者：一直都吃啊。

科室主任：你从什么时候开始感觉自己就不好了？

患者：就是查验那次事件。

科室主任：出了个小错？

患者：对，实际上不是什么大错，但是我自责。

科室主任：您怎么看待这个自责问题？

患者：我就觉得怎么那么不细心呀。然后就害怕了。坏了，别给我一个警告处分。那我可受不了。别说领导说我了，领导看我的眼神不好，我都受不了。

科室主任：你挺在意这个？

患者：嗯，挺在意这个，特别在意别人怎么看我。我做什么事的时候，人家到时候说我什么我特别在意，好像在为别人活。有时本来很气愤，就给憋回去了。也挺愿意帮人，人家要是叫我办个事，我恨不得付出120%地为人家办好。

科室主任：人们肯定愿意和您这样的人做朋友、做同事。

患者：这样也不好，就是喜欢钻牛角尖。

科室主任：就是一是一，二是二？

患者：对对，就是好像有点死板，不灵活。

科室主任：您怎么就形成了这样的模式了呢？

患者：从小就这样。从小上学的时候在班里面就得第一，要不就第二，一直是前几名。我记得小时候是特别爱哭，我现在才发现这种性格真不好。

科室主任：是自己逼着自己这样？

患者：是虚荣吧，虚荣心很强。老师一夸我，哎哟那个高兴，一说我，我就掉眼泪。大家一起出去玩的时候特别在意自己，人家就可以放松地玩。比如卡拉 OK，人家想怎么嚎就怎么嚎，没调也行，走音也行，我就不行，我要唱要就得唱最好，要不我就不唱。唱不好要影响别人，那不是噪音嘛。就是老喜欢替别人想着。家庭中，娘家也想弄好，婆家也想弄好，都别有意见，就是这样。

科室主任：那您总是把家里面工作安排特别好？

患者：婆家也说好，娘家也没意见，都没意见。婆婆相处得挺好，现在跟儿媳妇相处得不错，就是现在闹了这个毛病，觉得自己怎么就变得那么无用了，想想挺伤心的。

科室主任：您有没有特别放松的时候？比如有什么爱好？

患者：我最讨厌的就是没有爱好。

科室主任：没有爱好？

患者：不会打麻将，不会打牌。年轻的时候喜欢旅游，特别喜欢出去玩。喜欢逛商场，喜欢买东西，喜欢臭美。喜欢看看电视剧，看战争的、谍战的，特吸引人的那种，特别喜欢看。

科室主任：看的时候能放松下来吗？

患者：能看进去。自从得了这个病以后就看不下去了，除非特别吸引人的那种，要是自己觉得拍得特别差的那种，就根本就不看了。

科室主任：您跟您爱人的关系怎么样？

患者：跟我爱人关系，还行吧。

科室主任：他是做什么工作的？

患者：跟我一样，也是做行政的。在行政部门还是一个领导，平时呢，在下边乡镇长期工作，也忙，关系还可以。就是我们俩性格差异比较大，他外向，比较马大哈。我呢，也说不上外向也说不上内向，与人交流时没问题，小孩也行，大人也行。从小在我们那，没有同学，我当时在军营里面长大的，没有人聊天，跟人聊天也就是同事。回到家，也就是做会家务，看会儿电视。

科室主任：您会不会觉得有点无聊？

患者：无聊！没有朋友。高中同学、大学同学都在外地。

科室主任：从什么时候开始觉得没朋友？没话说？

患者：也就是这两年工作稍微轻松了一点，想找个人一块玩一块逛街。特别想找谁聊聊。找不到。无聊的时候就上微信和我们这个天南海北的同学聊一聊。有时候还专门跟人家读博的、留学的比，人家都那么出息了。

科室主任：你聊天算是带来点压力是吧？

患者：算是有点压力，但是我喜欢和同学聊。有时候我觉得我挺烦人的，老觉得别人认为我清高似的，其实不是的。

科室主任：为什么别人会觉得你清高呢？

患者：我听他们说我严肃。

科室主任：你跟爱人经常谈心吗？

患者：也谈，因为我们俩是大学同学。经历差不多，可以聊。他是学理科的，我是学文科的，他聊的东西和我不太一样。他是外向型的，爱玩，喝酒，三天一聚，两天一大喝。我不喜欢那样的场合，但是也不能不聚。比如我的单位这样的环境，尤其是前几年，有应酬，这也是我的一项工作，得把上面的领导安排好，比如点菜什么的，得把大家都照顾好。儿子媳妇是大学的同学，没想到他们回女孩家——石家庄。说心里话我是很不乐意的。我对这个城市就没有感觉。

科室主任：不愿意他们回来是吗？

患者：我们同学都在江浙沪那边。往西去的，几乎就没有。反正就是不太乐意，但是不太乐意你也当不了孩子的家啊。他也不愿意上我们那去，有时候没事就坐在那想想，没事就想，有时候就老是在想怎么让他们回到身边。回不了，儿媳是石家庄人。

科室主任：他们都有安定的工作了吗？

患者：已经定性了，有时候想想算了，只要他们过得好，就拉倒呗。

科室主任：我看你这个家庭观念还是挺开放的？

患者：对对。领导关心我，让我带带孙子病就好了。带带孙子也不行，还是心烦，才住进病房。

科室主任：也就是说你在无锡那边工作生活，后来生病了，不上班了就过来了？

患者：我想是啊，带带孙子就好了，他们当地人都讲，一抱上孙子，孙子一闹腾，你一辈子就什么都不用抑郁了，你抑郁什么呀。不行，他一闹腾你一管就烦的呀，心就通通地乱跳。

科室主任：你父母是做什么的？

患者：我父母也是国家公务员。我爸爸是某院副院长，我母亲也是职工。

科室主任：兄弟姐妹呢？

患者：我们姊妹3个，还有哥哥，下面还有个弟弟，都在老家。我哥哥也是干警察的，他是刑警，弟弟是交通部门的，父母那边经济还可以。

科室主任：你没有什么压力？

患者：有，你说奇怪不奇怪。

科室主任：那您父母的性格什么样？

患者：我父亲是军人，非常严肃，就是我们3个人吃饭的时候不许说话，吃饭就是吃饭，吃完饭赶紧走人。特别害怕他，都不敢跟他说话。还有就是他根本不像现在的父亲那么疼爱孩子，他的原则是你自己的事自己做去。上学的事自己弄，就是那种独立的。你早上不起床，他把那被窝一个个都给你掀了。我特别惧怕他。

科室主任：你是在部队里面长大的？

患者：对。

科室主任：你觉得在部队里面长大有什么样的特点？

患者：我好像是时间观念特别强，什么事几点到都很整齐的，没有敢说谁有什么事几点不到的。

科室主任：这段时间的治疗对你有什么帮助吗？

患者：我住院有3周了吧。刚来的时候前2个星期挺好的，到2个星期以后又反复了。我说怎么又回到原点了！又像刚进院的那个时候。这怎么好了又这样呢？后来医生说病情容易反复。后来自己再想想，真是这样吗，那就再等等吧。

科室主任：有规律吗？

患者：睡着了吧就没事，一起来吧，走动一会又开始。但是我发现了，这个转移注意有用。你比如说逛商场，我出去了，我觉得自己很大的成就就是出去。我在家是不愿意出去的，懒得动。一点都不想动，老想睡觉，一睡就能睡半天。出去试衣服的时候挺好的，试完了又开始反复，心情又不好了，又开始坐卧不安。坐着想站起来，躺那想走，可难受了。活着没意思。

【讨论环节】

医生A：这个患者焦虑和强迫的表现不明显。她就是认真，刻板。除烈士外，公安系统的各种奖励从下到上，一般九个系统能达到一级也不是太多的。她说带队参加过全国的检查，整个公安部门的检查都参加过，所以她应该是各种人员都见过了，她说她当时受过国务院总理还是国家领导人的接见。

科室主任：她的病历会诊前我是全盲的，完全不知道。在听这个案例的时候要注意听她的弦外之音，这个人一上来说的第一句话是什么，我反复地进门，反复地关门。这是不是个焦虑障碍或者带有强迫色彩的，焦虑障碍以前都叫神经官能症，ICD10诊

163

断系统叫焦虑障碍。这个人你看，她有强迫检查，有焦虑，在后面的时候反复提到她那个烦，烦劲儿下不去，心脏是悬着的，是典型的焦虑。何况这个人还有惊恐发作，她有惊恐障碍。她是做财务的，换算票据的时候，她有一个重要的话题节点，也就是弦外之音。"我牵扯了一件事"。这个人的人格特征特别典型，强迫型人格特征，追求完美，好面子，争强好胜。再加上这样一个创伤，这样的事件是一定要问的。这是一个焦虑障碍的病人。其实这个人也有这种强烈的展示欲。这个人为什么抑郁？是不是她本人经历过审查，如果这样她的创伤还非同小可。

医生 B：她说她父亲是军人，给我感觉像是那种高干，她一个女孩子在军人家庭中长大，有哥哥有弟弟。给我感觉要不就是特别受宠，我觉得她没有过多提她的家庭，就说父母都挺好的，哥哥弟弟也都挺好的。她可能在这个家庭里面不太受重视，她很努力想实现自己，想让家庭认可，我觉得她有这样的思路，所以她这么焦虑，从小应该被管理还是挺严格的，所以跟她原生家庭关系还是很大的。

科室主任：她的父亲的爱不是倾向于表达。她哥哥也是公安。我们还需要进一步访谈了解。

医生 C：这个人给人的感觉，就是气场很大，她会观察每个人的脸色。你问她什么问题，她会娓娓道来，并且把很多自己的情绪，自己很多的家庭内部信息很好地掩饰过去，好像让你看着就跟行云流水似的，没有大的波澜，这样一个人这种防备心太强了，接下来怎样去攻破这种心理防御呀？

科室主任：接下来的治疗以缓解了她的焦虑为目标她就好了。要有节制，不过早解释，看到一点什么马上告诉她，这对于治疗关系来说是很危险的，等待她暴露更多内心的体验，等把更多的内心体验暴露给你的时候，那么你就可以跟她进行解决分析了。可能还有很多意外发现给我们，这种意外可能也是治疗的窗口。她为什么现在要出院了，一是她的现实问题没有解决，她回到现实还会要面对，她现在是有非常严重的焦虑，所以当她提到外界，一个既不是政府也不是她的家人的人，能够客观地帮她分析帮她承担来缓解她的焦虑的时候，她会把你当成救命稻草。所以给焦虑障碍包括这种神经质的人做治疗的时候，你就会发现那种在客体关系里投射性认同，她会紧紧地揪着你，依赖你。但是经历了这个以后你要跟她保持距离，让她不断地长期修正她的行为，这样走向一种良性的客体关系，她会得到成长。其实被审查的人多了，也不叫个事。她可能有 PTSD 的可能性存在，再者她性格人格里有很强的控制欲。

医生 D：所以就像那个下象棋似的，你追一步，她赶一步，大家都互相在试探，相向走着，到最后……

科室主任：她不是主观故意和医生斗，她很诚心诚意地来到治疗室里，只是她潜意识的过度防御，但是这种过度防御的时候，这也是她既往生活带给她的习惯。到达一定的治疗阶段，和患者分析达成共识。患者的症状会有一定程度的缓解。

案例 38：

新娘失语

【基本情况】

患者，女，24 岁。主因失眠 2 个月，情绪不稳定，接受住院治疗。

【病历】

患者刚领完结婚证，未办婚礼，丈夫陪同就诊。患者丈夫提供的病史说，患者最近 2 个月睡不好觉，近 1 个月情绪不太稳定。大概 2 周前，要到外地拍婚纱照，患者同父母提要求说"最近钱比较紧张，你们是不是也应该出点"，母亲表示这个钱应该婆婆家出。这件事之后患者就说，"婚我不结了，我要跟他离婚，爸爸妈妈不爱我"。在家里绝食，不理任何人，别人跟她一说话就掉眼泪，同丈夫说"我可能有了抑郁症，能不能陪我到医院？"来到医院之后患者说"我要住院"，然后其丈夫就陪她住院了。来院当天，患者戴一口罩捂着脸，问话就点头或者摇头，眼泪扑簌簌地流，没什么语言交流。她妈妈刚开始不理解这个病，说"我闺女没病，就是跟我提要求，我没有满足她，然后就跟我们闹腾"。住院 1 周之内都是这个表现，考虑是精神抑制状态。但她和完全抑制的病人不一样，比如护士发药、查房的时候她不说话，发了药，她自己端着杯子出去，吃完药就回来了。患者知道配合做检查、配合输液，但就是不沟通、不交流。后来她妈妈走了，她丈夫反映她能简单地说几句。考虑患者抑郁比较明显，做了电休克。第二次电休克以后，有 2 次割腕行为。患者把她丈夫支出去后，自己在屋里拿小刀片割了手腕。3 厘米的刀伤，地上好多血，但不是特别深，没有做外科处理，只简单做了包扎。后来做了一次紧急干预。考虑到除了抑郁之外可能还有人格障碍，进一步问了患者的个人史。

【个人史】

患者母亲描述，自己生得一对双胞胎，一男一女，患者是其中一个，男孩大一点，两个孩子常年住石家庄。在 4 岁前，男孩跟妈妈，女孩跟奶奶，4 岁以后女孩回到母亲身边。患者父母长期在陕西打工。父亲是一个很强势的生意人，生意做得很成功。在家里也很强势，哪怕东西就在手边也要别人帮忙拿过来，跟皇上一样，基本上就是不允许别人发声。患者描述说其实她是父母为了凑双胞胎抱别人家的，养在奶奶家所以不亲。患者说小时候很自卑，觉得父母不爱她。患者的姨家一个哥哥欺负她，她也不敢说。患者觉得极力表现好，父母才会要自己。长大后患者想做生意父母不给钱，但是患者哥哥想做生意就把钱给他了。患者哥哥炒股赔了也没事，但患者在家里面做得很好了也从来没有被表扬过。

【讨论环节】

医生 A：患者到底是抱养的还是什么？

主治医生：她说她父母承认了。我问她父母，她父母不承认。

医生 B：这个女孩，她自己是抱养的，她哥哥是亲生的，这样凑成一对儿？

主治医生：她自己说跟她父母沟通的时候他们承认了，我问她父母时她父母没有承认，后来她说她父母是当着她的面承认的，我也不知道是真是假。这个事情她说是她个人的隐私，也不希望我和别人说什么。她说因为觉得没有人喜欢自己，所以就极力表现，哪怕姨家的哥哥比她大好几岁，欺负过她，她也从来没有说过。

医生 C：这个病人不愿意做督导了，发脾气呢。她说之前的病人用了 3 个小时，她就只剩半个小时，马上要下班了她不做了。

科室主任：等她 10 分钟，让她想想。跟她说我们会延时以保证她的时间。

医生 C：好像够呛。

主治医生：她妈妈哄着她，她就好点。她爱人因为结婚时间短，老宠着她，但现在也有点烦了。

科室主任：她得自己矫正，我们只是拐棍，能帮着她，但是她得自己改。

主治医生：她对自己的这个认识程度还不够。我们最近交班的时候听见她和她爱人在屋里摔东西，就觉得这事又犯了。结果回过头去，她爱人说，没事，我们俩闹着玩呢。我单独问她，你觉得你刚才这个方式怎么样？

患者最终没有再来接受督导。

治疗随笔

患者很有可能害怕自己的症状被揭穿。这是她保护自己的外壳。她已经被母亲识破了，害怕再被医生识破。所以找了会诊时间不够的借口逃离。关于非父母亲生的想法，是一种幻想，并不是非血统妄想，这一点后来得到了证实。这种幻想给不能生活在父母身边找到了合理的解释，以此患者解除了自己的思念之苦。

附篇
案例精解

　　本篇列举了 2 例长期多次治疗的典型个案。读者从中不仅可以看到患者心情的起伏跌宕，还能了解到很多心理学理论在心理治疗实际操作中的运用。读者可以通过阅读这些个案，看到自己内心曾经的纠结与感伤，同时还能从不同角度看待心理问题，了解新视角下的心理治疗方法。

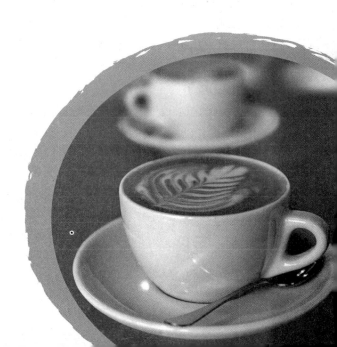

案例 39：
右手引发的疑案

【基本情况】

患者，女，19岁。高三复读生，学习成绩优异。第一年高考585分，认为自己没有发挥到自己应有的水平，认为自己真实水平在620～630分。患者没有报志愿直接报了高考复读补习班。到补习班之后，学习非常刻苦，但成绩不理想，越来越感到失望。来诊前3个月突然不能正常写字，一写字手腕和手背就出现"弓背样抬高"。曾在其他医院就诊，诊断为"书写痉挛"，住院一周，治疗效果不佳，后被转介来诊。住院期间做了各种神经系统及全身检查未见异常。

【来访形式】

由父母陪同就诊。

【患者陈述】

约3个月前无明显原因出现"弓背型"手背手腕抬高。高三复读时在一次考试中第一次出现上诉症状，发现自己的手腕不舒服，出现手腕上翘，不能写字。认为离自己的目标越来越远了，理想的大学是上海某大学，自己将来应该在大城市做白领，否则自己就认为自己平庸，不能接受。

【访谈印象】

患者笑眯眯地和医生说"我不痛苦，就是不知道怎么回事"。陪诊的父母非常痛苦，母亲哭泣。患者以躯体化的形式表达自己的焦虑，以微笑的方式反向地表达自己的痛苦，并退行在病小孩的角色里回避现实的考试，享受着父母的照顾。

【辅助检查】

SCL-90量表、防御方式问卷、生活事件量表未见明显异常。

【诊断】

躯体形式障碍。

【治疗方案】

心理治疗:整合创伤心理治疗,第一个月每周1次,1个月后看情况调整为2周一次。

药物治疗:米氮平(瑞美隆),口服,每晚1次,每次15mg;枸橼酸坦度螺酮片,早、晚各1次,每次10mg。

【心理治疗】

治疗前音乐科室主任受暗示。

第1次心理治疗　患者如约来到诊室,按照科室主任指令,催眠放松,放松状态下患者和科室主任互动。

患者很着急回学校参加高考,在学校学习时会出现早醒心跳快。去年高考585分,自己估分620～630未达到自己预期,想去上海读大学,上名校,如果上个一般的大学意味着自己将来是一个平庸的人,自己不想平庸。所以想去好大学,留在好的城市。所以毅然选择了复习。目前在某知名重点中学复习,高中时在实验班,周围虽然高手林立,有压力也有动力,也有优越感,认为自己高出平均优秀水平,也算出类拔萃。不能承受失败。第一次高考失利,认为没有发挥出自己的真实水平,希望再参加高考来拯救自己。

对心理治疗不抱希望,认为只是自己手的问题。希望和科室主任互动,认为和科室主任聊天虽然很累,但还是有收获的。对科室主任提出来的观点(如何看待普通的大学),患者笑而不答。科室主任说:"我们也没考上211、985的大学,为什么我们没有你这种耻感。"告别前和患者谈到如何看待她长大过程中,曾经帮助她成长的老师们,他们大部分都毕业于河北的大学,甚至好多老师家人依然生活在农村,他们为了自己的学生夜以继日工作,为的是让学生们能够到理想的大学去学习。他们是平庸还是伟大?患者不屑地笑着回答:"道理我都懂,我没有心理问题。当然是上好大学更好,如果考不上我也会像我老师一样脚踏实地工作,做个好人。"讲到这些患者的笑容变得僵硬,并伴有叹息。最后无奈地说:"不要和我讲道理,还是先治我的手吧!手不好什么都是空谈!"

科室主任和她谈了焦虑情绪也可以躯体化表达,比如心因性瘫痪、心因性失语。患者似信非信,最后说:"听说您对学生的心理治疗是比较有经验的,有好多人向我推荐了您。我把自己交给你,也许你会给我希望。"

> **治疗随笔**
>
> 科室主任全程积极陪伴,无条件关注患者,掌握了患者的基本情况,患者主诉在高三复读时的一次考试前发现自己的手腕不舒服,随后加重,出现手腕上翘,以致不能写字。患者诉自己很少紧张,也从未想过即将到来的考试会出现上次的失利。患者多使用退行的防御机制来逃避考试,外部表现与内心不协调。建议进行创伤心理治疗。

第 2 次心理治疗 （催眠治疗为主）治疗前，对患者进行第 1 次脑状态检查，结果如下。

脑健康状态

指标名称	参考范围	实测值	指标名称	参考范围	实测值
脑耗能	130～300	325	警觉度	0～15	20
脑混沌	0～10	10	内源性焦虑	0～30	39
脑惰性	120～190	194	脑疲劳	0～20	8
困倦	0～15	10	左右脑偏侧	80～120	128

脑能力状态

指标名称	参考范围	实测值	指标名称	参考范围	实测值
脑内敛	30～55	46	内专注	5～30	39
脑抑制	35～65	35	外专注	0～10	20
脑稳定	45～70	59	脑排空	10～60	75
记忆加工	3～10	4	反应速度	5～15	2

患者躺在一张舒适的椅子上，接受科室主任催眠诱导，时间为 25～30 分钟。在放松过程中前 15 分钟患者肌肉较紧张，手部一直呈现意识中的错误的握笔姿势。随着治疗深入，患者进入深度放松状态，手腕放松，但手指一直呈握笔状（如图）。

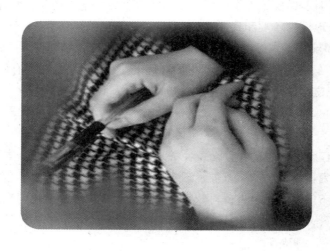

经过 30 分钟催眠治疗后，对患者进行第 2 次脑状态检查，结果如下。

脑健康状态

指标名称	参考范围	实测值	指标名称	参考范围	实测值
脑耗能	130 ～ 300	442	警觉度	0 ～ 15	25
脑混沌	0 ～ 10	22	内源性焦虑	0 ～ 30	36
脑惰性	120 ～ 190	366	脑疲劳	0 ～ 20	100
困倦	0 ～ 15	5	左右脑偏侧	80 ～ 120	109

脑能力状态

指标名称	参考范围	实测值	指标名称	参考范围	实测值
脑内敛	30 ～ 55	58	内专注	5 ～ 30	36
脑抑制	35 ～ 65	24	外专注	0 ～ 10	25
脑稳定	45 ～ 70	58	脑排空	10 ～ 60	46
记忆加工	3 ～ 10	6	反应速度	5 ～ 15	1

科室主任对患者进行催眠引导，进行放松练习，并询问生活中能让自身放松和开心的事情。患者反问什么是能让自己开心放松的事情？自己的生活中一直都是比较平淡的。沉默一段时间后患者提出自从自己的手没有办法写字后，和父亲的关系变得更亲密了，另外一件事就是自己更喜欢和小姨家的孩子玩耍，因为和大人在一起经常会被问一些不想听的问题，相比之下患者诉更喜欢小孩子无声的陪伴。

情景设置：科室主任让患者闭眼想象教小姨家的女孩写字，并强调小女孩是第一次学习握笔写字，要教会她握笔姿势和手指的力度，可以一边说一边教。患者在想象教写字的过程中体现出的无意识握笔姿势是正确的。

随后科室主任让患者想象小女孩第一次写字的场景，想象从未受过写字训练的人第一次写字的感觉，让患者没有限制地画出线条，从图中可以看出无意识状态和意识状态下写字的不同（如图）。

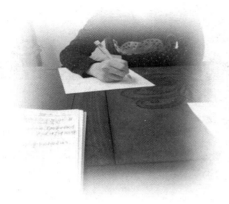
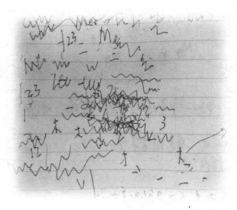

对患者进行第 3 次脑状态检查，结果如下。

脑健康状态

指标名称	参考范围	实测值	指标名称	参考范围	实测值
脑耗能	130～300	432	警觉度	0～15	25
脑混沌	0～10	14	内源性焦虑	0～30	29
脑惰性	120～190	312	脑疲劳	0～20	79
困倦	0～15	3	左右脑偏侧	80～120	113

脑能力状态

指标名称	参考范围	实测值	指标名称	参考范围	实测值
脑内敛	30～55	65	内专注	5～30	29
脑抑制	35～65	43	外专注	0～10	25
脑稳定	45～70	60	脑排空	10～60	57
记忆加工	3～10	6	反应速度	5～15	2

结束治疗 1 小时后对患者进行第 4 次脑状态检查，结果如下。

脑健康状态

指标名称	参考范围	实测值	指标名称	参考范围	实测值
脑耗能	130～300	314	警觉度	0～15	14
脑混沌	0～10	10	内源性焦虑	0～30	40
脑惰性	120～190	139	脑疲劳	0～20	0
困倦	0～15	16	左右脑偏侧	80～120	126

脑能力状态

指标名称	参考范围	实测值	指标名称	参考范围	实测值
脑内敛	30～55	48	内专注	5～30	40
脑抑制	35～65	43	外专注	0～10	14
脑稳定	45～70	65	脑排空	10～60	49
记忆加工	3～10	6	反应速度	5～15	4

访谈印象：患者在经过 30 分钟的催眠治疗后脑状态检查结果显示脑耗能过高，脑部疲劳程度增大，本次治疗给出的解释出现此情况是由于患者过于紧张。

第 3 次心理治疗 （催眠治疗为主）治疗前对患者进行第 1 次脑状态检查，结果如下。

脑健康状态

指标名称	参考范围	实测值	指标名称	参考范围	实测值
脑耗能	130～300	324	警觉度	0～15	23
脑混沌	0～10	14	内源性焦虑	0～30	34
脑惰性	120～190	421	脑疲劳	0～20	100
困倦	0～15	10	左右脑偏侧	80～120	105

脑能力状态

指标名称	参考范围	实测值	指标名称	参考范围	实测值
脑内敛	30～55	66	内专注	5～30	34
脑抑制	35～65	51	外专注	0～10	23
脑稳定	45～70	63	脑排空	10～60	70
记忆加工	3～10	9	反应速度	5～15	3

科室主任：这次感觉怎么样？

患者：不怎么样。

科室主任：继续练字没？效果如何？

患者：还是那样，感觉没什么变化。（患者存在无意识阻抗）

对患者进行催眠治疗，患者双手交握放在腹部，防御姿态明显（如图）。

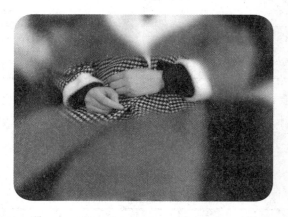

催眠放松后对患者进行第2次脑状态检查，结果如下。

脑健康状态

指标名称	参考范围	实测值	指标名称	参考范围	实测值
脑耗能	130～300	370	警觉度	0～15	22
脑混沌	0～10	13	内源性焦虑	0～30	37
脑惰性	120～190	460	脑疲劳	0～20	100
困倦	0～15	7	左右脑偏侧	80～120	61

脑能力状态

指标名称	参考范围	实测值	指标名称	参考范围	实测值
脑内敛	30～55	59	内专注	5～30	37
脑抑制	35～65	30	外专注	0～10	22
脑稳定	45～70	59	脑排空	10～60	70
记忆加工	3～10	8	反应速度	5～15	7

部分治疗记录如下。

科室主任：忘掉所有的烦恼，抛开一切，回忆一下上次的高考。

患者：回忆起考试的各科考题细节，回忆错题原因，十分详细，分析自己各科考试出错的原因。

科室主任：再次回忆一下有没有更多的感受？

患者：考完试之后自我感觉还不错，但也想过如果没有考好，复读的事。

科室主任：对未来的想法呢？

患者：担心（考试很难）。

科室主任：有什么好的想法和期待？

患者：想去北京，学心理，去美国学心理。老师说我应该上清北，如果考不上会觉得自己很差，觉得自己不应该考不上。

科室主任：关于写字，你只需要流畅的表达自己，而不是受限于写字这个动作。

患者在催眠治疗过程中仍有无意识的阻抗，建议治疗结束后继续进行训练。

结束治疗 1 小时后对患者进行第 3 次脑状态检查，结果如下。

脑健康状态

指标名称	参考范围	实测值	指标名称	参考范围	实测值
脑耗能	130～300	284	警觉度	0～15	18
脑混沌	0～10	18	内源性焦虑	0～30	33
脑惰性	120～190	206	脑疲劳	0～20	36
困倦	0～15	12	左右脑偏侧	80～120	66

脑能力状态

指标名称	参考范围	实测值	指标名称	参考范围	实测值
脑内敛	30～55	53	内专注	5～30	33
脑抑制	35～65	49	外专注	0～10	18
脑稳定	45～70	63	脑排空	10～60	63
记忆加工	3～10	6	反应速度	5～15	1

第4次心理治疗 （认知疗法为主）治疗前对患者进行脑状态检查，结果如下。

脑健康状态

指标名称	参考范围	实测值	指标名称	参考范围	实测值
脑耗能	130～300	392	警觉度	0～15	28
脑混沌	0～10	25	内源性焦虑	0～30	13
脑惰性	120～190	251	脑疲劳	0～20	67
困倦	0～15	10	左右脑偏侧	80～120	59

脑能力状态

指标名称	参考范围	实测值	指标名称	参考范围	实测值
脑内敛	30～55	48	内专注	5～30	13
脑抑制	35～65	49	外专注	0～10	28
脑稳定	45～70	52	脑排空	10～60	40
记忆加工	3～10	6	反应速度	5～15	4

本次治疗采用认知疗法为主，与患者在意识层面交流。

患者诉自己接受不了比别的同学差，希望能在每个阶段都比别人强。患者性格较争强好胜，不服输，觉得自己应该是优秀的，因为从小就优秀。为了向科室主任证明"我必须优秀下去"的观点，患者列举了自己长大过程中的种种优秀，但面对考试仍然有抗拒心理，害怕失败，不敢去面对考试。

访谈印象：本次治疗，患者第一次流露自己恐惧的心态，承认自己害怕考试、害怕失败。这离接近看到自己躯体症状背后的焦虑，更近了一步。

建议：继续进行心理治疗。

访谈对话：

科室主任：我刚才看你的字帖练习册，看到其中有写得好的，你能回顾一下写得好时的状态是怎样的吗？

患者：没有什么不一样的，就是最近不太好。因为奶奶让我去看中医针灸，我不想去，就吵架，之后还是去了，针灸特别疼，哭了好几次。前几天班主任给我妈打电话说我脾气变了，我就问同学们，同学们说我脾气没有变。

科室主任：班主任说你的脾气怎么不一样了？

患者：具体也没说哪儿，就说不一样了。

科室主任：你的这个书写是在对抗自己还是……？

患者：（打断提问）对抗自己。

科室主任：对抗自己？这种对抗是心理上的对抗？是对外界的不满，是一种逃避行为？

患者：我也不知道对抗什么，归根结底还是自己！

科室主任：是在逃避外在的现实还是内在的现实？

患者：外在的现实，高考吧！

科室主任：如果是功能的缺失，比如肌肉造成的，那通过练习是会越来越好的。

患者：嗯，就会恢复的，不会越写越糟，但我觉得我自己想通了。

科室主任：我能感受到你的变化，观察你的脑状态，今天仍有些对抗。如果这次考试又失败了，考虑手的问题了吗？

患者：刚开始特别接受不了，出来看病耽误时间，慢慢地也能面对失败了，但还是觉得要是没有手的问题应该比去年考得好。

科室主任：觉得自己差在哪儿？

患者：写不了字。有时候回学校，一个星期、一个月拿回来那么厚一摞卷子，觉得同学们做了好多，跟他们有差距了。刚来治疗时一轮复习完了，二轮提升没跟着走，回去看大家的分数都有一个提升。

科室主任：你周围的复读生，也是高考失利了，他们的心态都还挺好的吧。

患者：我跟他们说因为心理问题写不出字，可能他们认为我是乐观外向的人，都不相信。

科室主任：你说这些问题的时候是微笑的状态，其实这是在反向表达自己，你用这种复杂的表达甚至是症状来修饰自己。

患者：在症状出现之前我也不知道自己会这样，会写不出字。

科室主任：你的弦一直绷着，特别在意每一次的考试结果。

患者：对，对自己的要求、期望过高，但又达不到，一直绷着。有时候跟同学比较，

比做题、比成绩……（沉默……低头不语）

科室主任：还跟人比较什么？

患者：什么都比。

科室主任：比较也没有给你带来什么好处，你却总是在比，知识上的查漏补缺、填补知识漏洞都被你忽视了。

患者：填得少，比得多，我就是不服气。

科室主任：这种不服气、不服输才会让你输。高高低低、起起伏伏都是正常的，伟人们也是这样的。有走到"高点"也会有"下来"的时候，下来后也会重新再上去。

患者：道理我都明白，但是我不接受。

科室主任：只有服输，接纳弱点，才能找到自己的捷径，发挥优势。

患者：我觉得自己没什么优势。

科室主任：你的劣势不是笨，而是不接纳自己。

患者：不接纳自己的弱点？

科室主任运用自我开放技术，举了自己的例子被否定、被不理解的例子。

患者：如果别人那么说我，我肯定会证明给别人看。

科室主任：你自己可以在某一点上发挥自己的优势。

患者：我想知道怎么去找这个点。（患者双手交叉握拳）

科室主任：其实你的口才，表达能力很好，就是不接受自己的不完美。

患者：想是这么想，但我对自己一点信心都没有。

科室主任：在这种情况下尽量往上提就好，找到自己的优势。

患者：我自己都把自己否定了。

科室主任：我之前有过6年的学习经历，可能跟现在的工作内容联系不紧密，但是也是一种经历和成长。你现在的高四阶段也是训练调整自己的一个经历。

患者：我把重要的东西都放在一边了，一直在比较。

科室主任：嗯，你以一个失败者的心态进入高四，心态上就比别人累，总要争个高低。老是以第三只眼来审视自己，谁比我强。你并不是书写能力的问题而是心态。

患者：我内心是在抗拒高考吗？

科室主任：你不敢面对高考和失败，看得太重了。

患者：我想在每个阶段都比别人强。

科室主任：可能吗？

患者：所以是我心态不好导致事情发生，导致我不肯认输，不肯承认自己的弱点。我想知道自己为什么争强好胜，为什么要赢。

（科室主任用龟兔赛跑的故事，告诉患者乌龟和兔子是有差距的。）

患者：我想往上走，即使我是一只乌龟，我也想靠近兔子，成为兔子。我并不认为我们之间差很多。

科室主任：所以你不接受现实。

患者：对（沉默……）。

患者：我就想做到最好，其实初中升高中的时候不是这样的，那时候觉得平淡幸福就很好。上了高中以后就觉得心态变了，想要成为最好的。不知道是什么原因。

科室主任：你需要对自己有一个客观的观察和评价。

患者：我意识不到自己到什么程度才会无能为力。

科室主任：所以就努力到要放弃自己了，因为目标离自己太远了，无论如何都达不到。你现在要做的，就是不论最后的结果是什么都要接受。

患者：假如我每个阶段都跟了最后失败了我也认。但是现在我总在给自己的失败找理由，掉进圈子里出不来。（沉默……）

科室主任：现在要打破你原有的思维模式，用独特的方式走这一段路。原来你认为自己是白天鹅，现在你要接受自己是丑小鸭，要经历一个蜕变的过程。

患者：我现在要接受自己是丑小鸭？但我觉得努力就可以做到，是鸭子我也要变成天鹅。

科室主任：人跟人是有差距的。

患者：那我现在该写就写？

科室主任：书写是内心的流露，写就好了。想象自己是一只丑小鸭，坐在书桌前，整理自己储存的知识。考试时尽力而为，考好了是幸运，考不好也要接受。通过这一段时间的观察，这一次给你进行了认知方面的调整，要活在当下，顺其自然。

结束治疗后对患者进行第4次脑状态检查，结果如下。

脑健康状态

指标名称	参考范围	实测值	指标名称	参考范围	实测值
脑耗能	130～300	84	警觉度	0～15	23
脑混沌	0～10	3	内源性焦虑	0～30	24
脑惰性	120～190	150	脑疲劳	0～20	0
困倦	0～15	20	左右脑偏侧	80～120	114

脑能力状态

指标名称	参考范围	实测值	指标名称	参考范围	实测值
脑内敛	30～55	42	内专注	5～30	24
脑抑制	35～65	55	外专注	0～10	23
脑稳定	45～70	59	脑排空	10～60	82
记忆加工	3～10	8	反应速度	5～15	3

这次在意识清醒状态下与患者进行沟通治疗，并进行认知治疗，发现治疗结束后脑状态，脑耗能明显降低。患者反馈治疗以后非常轻松，好像内心的东西被清理了很多。

第5次心理治疗　患者诉上次认知疗法之后，感觉自己特别轻松，很开心，但到第二天就没什么感觉了。上周因科室主任有事推掉一次治疗，自己得知不用来了很开心。而且自己用圆珠笔写字，也很流畅，效果明显见好。但是最近因感冒情绪低落，写字再次变差。

患者诉虽然最近在按自己的计划准备复习，但是自己还是不想缺席学校高三复习整个过程的每个阶段。认为就算今年再次高考失败，还可以再来一次，一直抱着这种心态。也知道自己对自己看得太高，但还是认为可以超越自己。患者以曾国藩为例，认为自己再笨通过努力也能成功，能超越环境。自己从小成绩就好，就被周围的人认为是尖子生。但初中入学考试时是班级最后几名，但自己通过努力成为班级的前几名，所以自己一直认为自己是有考重点这个能力的。自己认为在生活中也能辩证地看待问题，选择最优的解决方案，但对于高考感觉自己陷于自己编织的一个牢笼里。

治疗随笔

患者神清貌整，意识清晰，访谈过程中在科室主任的引导下，第一次释放自己的痛苦情绪，开始释放表达，有大哭行为。但仍存在错误的认知观念，对于科室主任的引导一直辩驳。又为自己的高考失败和退缩行为找借口。用认知疗法帮助患者认清自己，看到自身的局限性，以及周围环境的局限性。

治疗前，对患者进行第一次脑状态检查，结果如下。

脑健康状态

指标名称	参考范围	实测值	指标名称	参考范围	实测值
脑耗能	130～300	229	警觉度	0～15	15
脑混沌	0～10	41	内源性焦虑	0～30	22
脑惰性	120～190	182	脑疲劳	0～20	1
困倦	0～15	10	左右脑偏侧	80～120	118

脑能力状态

指标名称	参考范围	实测值	指标名称	参考范围	实测值
脑内敛	30～55	50	内专注	5～30	28
脑抑制	35～65	33	外专注	0～10	17
脑稳定	45～70	54	脑排空	10～60	29
记忆加工	3～10	5	反应速度	5～15	5

部分治疗记录如下。

科室主任：这次感觉怎么样？

患者：其实上次刚治疗完感觉还好，但是上周由于生病了，不用来了，我感觉还挺高兴。但是在生病时，我还有些委屈，想发脾气。

科室主任：写字时感觉怎么样？

患者：第一次用圆珠笔写字时感觉特别安静，但以后就再也找不到这种感觉了。

科室主任：就是上次咱们两个面对面谈过之后写的吗？

患者：对。

科室主任：上次治疗后很轻松，这种安静、轻松的感觉能维持多久？

患者：只能维持一会儿。上次谈完之后很轻松，从这儿离开后，坐车2个小时回家，回到家后还是轻松，但是过了一会儿就不行了。

科室主任：这种轻松的理由是什么，你想过没有？

患者：不知道。

科室主任：你抛弃了对自己的幻想，看到了实际中存在的问题，你感到轻松。你看到了在高考中与同学的距离。

患者：确实。我看到了与高考、与同学的距离。同学们都在努力准备，我有些不一样，到目前为止，我没有参加这个过程。不过当我在思考作业怎么完成时，心态是轻松的，这种轻松和治疗中的感觉一样。

科室主任：那你应该把自己放在一个合适的位置，轻松应对高考。

患者：这些道理我都明白，但是做不好。

科室主任：你现在就是要接受这个事实，你已经把自己逼到死角了。想想这个问题，你是不是撞了南墙了，还不想回头？但你就得回头。

患者：我可以再来一年，我有这个心态，今年不行，我可以再来一年。

科室主任：你又把事情理想化了。你今年把病治好，把自我膨胀去掉，明年还有可能会出现别的事。你要把自己释放，别绷着自己。你要做自己力所能及的事，否则你会把自己逼疯。

患者：我对我力所能及的事儿，有些认识不清。

科室主任：对，你要认清自己，不能对自己估计过高。

患者：还是认清自己的那个道理。咱们一直在说，但我绕不出来了。

科室主任：你认为的好，是你自己吹出来的。就像赶鸭子上架，现在下不来了，你就找了一个疾病的借口下来。结果不仅下来了，还掉里面去了。你就是一只小小鸟，能飞多高飞多高就行了。

患者：之前，我的想法是这样的。我觉得你之前给我讲的曾国藩的那个例子很好。他笨，但他还是能做，我也笨，也想尽力去做。

科室主任：人是有主观能动性的，但同时也受客观条件的限制。（科室主任运用自我暴露技术，举了自己的例子。）

患者：其实直到高三，别人都称我为尖子生。这是别人的看法。

科室主任：自信是可以的，但是盲目自信就是自恋了。在一个村子里，村干部尤其是村干部的家属是很骄傲的，眼儿特别高，因为他只看到了他们村。你是不是也有点盲目自信？在班里，你是尖子生，但是出了你们县中，你还是尖子生吗？登高而望，你才能看见自己的局限性。

患者：中考时，我是班里倒着数的，但是上了高中之后我努力，升到我们班中前几名，一直到高三，我都保持这个水平呢。我只要努力，就会达到的。我觉得自己有这个能力。

科室主任：一个人坚忍不拔是挺好的，一直努力，可以发挥自己。但是就像弹簧一样，应在一定限度内伸缩，你现在给我的感觉就是你一直在伸直着。

患者：我做到过，不是一次两次，不是偶然的，所以我觉得我可以做到。我如果后退，我自己不会原谅我自己的，我在追求自己的最高点。

科室主任：你知道人是有最高点和最低点的，你的最高点在630，最低点在570，你的水平应该在590左右。你的最高点是在特别顺的情况下达到的，你不能一直都在最高点啊。

患者：我现在没有过高要求，我只是想往上走。在我内心中，我觉得我一直在最低点。

科室主任：你可能是太焦虑了，一直在压抑着自己。你的点再高到640，你也可能只是一次成绩。

患者：我没想过640，我只是想要达到自己水平的最高点。

科室主任：并不是说一次的超常发挥就代表了你的成绩。

患者：并不是一两次，而是很多次。有一次考试，基本上所有的题我都会，考试也特别顺利，我考了年级67名，但是我并没有把年级67名作为我的水平。我确实是一直在努力，想要达到一个更好的水平。

（哭泣……）

科室主任：这次治疗中我最高兴的是看到你哭了，你终于能表达自己了。在之前的治疗中，你一直在微笑，你终于能直面自己的问题了。

患者：我上一次在家，忘记是因为什么事了，也是放声大哭，可能是在发泄吧。

科室主任：痛苦就是痛苦，悲哀就是悲哀，高兴就是高兴，不行就是不行。要面对自己。

患者：我也不是这样，我只是觉得自己能做到最好。

科室主任：但这些都是需要时间，需要条件的。

患者：我有时间。我现在不行，可以再来一年，再来两年。只要我努力，就一定可以的。

科室主任：可以一年走完的路，为什么要再来一年呢？你能保证再来一年，你就一定会成功吗？你何必在高三这个阶段耗上好几年的时间呢。人就要追求自己能抓得到的。有一个词叫"小确幸"，就是指你要珍惜眼前的东西。你这一年的确比去年做得好吗？我们做事都要追求利益的最大化，我们给人看病也会给病人规划最省钱省事的。比如说去北京，我可以骑车去，也可以坐火车去，甚至可以坐飞机先去香港再到北京，都能到。但是付出的时间、精力、金钱都不一样。你是看清了，只是不敢选择，你其实是在后悔，去年的时候你就应该走了。

患者：（哭）我不后悔，去年没走，选择复习，不是个错误。有的同学问我："你不后悔吗？"我的第一反应就是我不后悔。您现在再说这件事情，我也不后悔。

科室主任：做事要追求最简单、最便捷。

患者：我也是这样想的。去北京看病，自己排号的话排不上。如果找号贩子，很快就可以看病了。

科室主任：你是这种思维方式？

患者：是，赶紧完了就走了。

科室主任：那你还要再浪费一年。

患者：我想要有一个比较高的大学平台。

科室主任：好的平台很多，你要看自己攀不攀得上去。

患者：复习如果没出什么事，我就达到了自己想要的那个平台。我考个南开就行了，并没有想去清华北大。

科室主任：你这种想法是需要很强的心理素质的。你一次一次地付出，但成绩一直没有别人好，你能承受得住吗？关键是那份煎熬。这一年是特别难的，很有压力，你能挺过来吗？

患者：包括我的同学也在说，你有那么大的决心吗？我说，我有。我选择的路，要自己走完。高四这一年里，是特别辛苦的，吃饭也没有时间，课间也没有休息时间，老师逼得难受，但是我很愿意去做，去换一个结果。即使我不愿意去做，但对我有益，我也会愿意去做的。

科室主任：你周围的这几个医生都是经历了研究生考试的，让他们说说自己的想法。（指着旁听的几个医生。）

医生Ａ：我认为她的想法好，但能不能坚持就不知道了。高四这一年很辛苦，她需要付出很多的。

医生Ｂ：我认为她是后悔了的，只是不愿意承认。你说你很努力，但是你也会想，如果你去年就上了大学又是怎样的一番光景。

（医生Ｃ拿自己的例子，现身说法。）

医生Ｂ：我觉得她是举了一个大旗喊口号。其实她的后方已经坍塌了。

医生Ｃ：你的同学已经上了大学了，你却在复读，所以心理压力真的挺大的，高四一年背负的东西挺多的。

医生Ａ：做好现在就好，该做什么就做什么。至于考试，还没来呢，该复习就复习。但剩下的时间不多了，你要把握好这一段时间，把会做的都做了，没人会十全十美，只要努力就行，接受现在就好。

科室主任：你要接受你的不完美。我现在担心的是，你以疾病为借口放弃再次高考，在下一年里，你要承受得更多。

患者：我不是因为无知所以无畏。你们说再来一年，多累啊，但是你们不行并不代表我不行啊！

科室主任：你要承担自己做出的选择。你一直推，推到啥时候是个头啊。万一再来一年又出点什么事儿呢？

患者：我本来说复习一年就走，结果出了这么一个病，如果再来一年，不像今年一样，我就可以。

科室主任：你现在是侥幸心理。其实你的基础很好，为什么不试试呢？

患者：我在复习之前，打死我也想不到会得这样的病。

科室主任：其实在高考之前，好多人会有类似的病状，只不过是你不知道，有的会失眠、有的吃不下饭、有的记忆力下降。这一年风险很大的，疾病、运气、天赋、别的条件都会影响你的发挥。当然你也有可能发挥超常，成绩提高。这些都是有可能的，就是看哪个发生的可能性更大一点。

患者：我是有侥幸心理，您也说了有这些可能性，但这些只是可能，并不一定会发生。什么都是可能，一切都未定的。别人能做到的，我也能做到。

科室主任：你有一个认知上的错误，你认为，自己只要努力就一定会成功。但实际上，成功和很多因素是相关的。你现在是方向的问题。

结束治疗后对患者进行脑状态检查，结果如下。

脑健康状态

指标名称	参考范围	实测值	指标名称	参考范围	实测值
脑耗能	130～300	331	警觉度	0～15	15
脑混沌	0～10	33	内源性焦虑	0～30	22
脑惰性	120～190	201	脑疲劳	0～20	12
困倦	0～15	13	左右脑偏侧	80～120	103

脑能力状态

指标名称	参考范围	实测值	指标名称	参考范围	实测值
脑内敛	30～55	49	内专注	5～30	22
脑抑制	35～65	42	外专注	0～10	15
脑稳定	45～70	46	脑排空	10～60	17
记忆加工	3～10	2	反应速度	5～15	1

治疗随笔

本次治疗结束后患者返回家三天后在 QQ 上给科室主任留言，自己逐渐能安心学上几个小时了。（患者和科室主任之间一直有一个工作 QQ 开放，患者可以给科室主任留言，科室主任视情况不定期回复。）

第6次心理治疗　患者诉现在自己感觉心态有些崩溃，自己脾气特别不好。认为自己放不下心中的压力，一定会带着压力去考试，认为自己不论今年还是明年的考试都没机会了。自己承认现在对于复习有些后悔，但认为假如承认复习的后悔，还会有很多事情也让自己后悔，而且后悔也没有用，所以自己选择不后悔。前几天几乎天天做梦，梦到自己能够流畅的书写。而且有好几次在家周测的时候，自己能够正常书写，但是过后又会变得很差，病情如此反复过好多次。认为可以为自己的选择负责，但仍不放弃高考的目标。认为自己现在不行，但总有一天会成功的。认为自己现在就像一只鸵鸟，不敢于认清现实，接受自己。

治疗随笔

访谈过程中，情绪激动，有哭泣行为且存在整个治疗过程中，不敢认清现实，一直固执于"高考必胜"这件事，一直与医生博弈，不配合医生的催眠治疗。医生用认知疗法对患者的不当认知进行干预。

治疗前对患者进行脑状态检查，结果如下。

脑健康状态

指标名称	参考范围	实测值	指标名称	参考范围	实测值
脑耗能	130～300	597	警觉度	0～15	13
脑混沌	0～10	0	内源性焦虑	0～30	70
脑惰性	120～190	104	脑疲劳	0～20	40
困倦	0～15	16	左右脑偏侧	80～120	32

脑能力状态

指标名称	参考范围	实测值	指标名称	参考范围	实测值
脑内敛	30～55	58	内专注	5～30	70
脑抑制	35～65	60	外专注	0～10	13
脑稳定	45～70	72	脑排空	10～60	88
记忆加工	3～10	15	反应速度	5～15	7

部分治疗记录如下。

科室主任：2周了，感觉怎么样？

患者：我觉得没有希望了，现在没什么想说的。

科室主任：为什么没有希望了？我觉得是失望才对，不应该没有希望。

患者：我要是今年没考好肯定接受不了，也不敢再来一年了，不确定的情况太多了。

科室主任：你想带着压力去考还是轻松去考？

患者：轻松是不太可能了，时间都浪费在病上了，要达到目标是需要时间的。现在再谈糟不糟糕、后不后悔没意义。

科室主任：是你自己过不去，自己认为糟糕。

患者：我模拟考试一般都考610分、620分，偶尔考过一次640分，但是我从来没有考585分。

科室主任：考分是一个区间。

患者：我觉得我有点后悔去年没走，但如果我去年走了，可能会后悔自己没复习一年，那样会更后悔，所以我不后悔复读。

科室主任：拿我来说，我现在不关注这个案例成功与否，社会评价如何，只关注你的手能不能好起来、能不能减压。美国有些学者研究特朗普人格特征，就是固执己见，为了实现自己想怎么样就怎么样。这对世界是危险的，但对他自己是好的。每个人都有自己的思路。特朗普有足够强大的内心，是不顾一切地前进，而你是不顾一切地后退，用疾病的理由来后退，现在你只要照直往前冲就行了。你要做的就是如何收拾自己的内心，如何前进。

患者：我觉得我挺懦弱的。

科室主任：你其实不懦弱，如果你把对疾病的坚持转化为对学习的坚持就好了。

患者：我痛苦。

科室主任：什么让你感到痛苦？

患者：我痛苦的是我去不了学校，还有一个月就高考了。

科室主任：有没有梦到过书写？

患者：做过，前几次晚上做这个梦，有一天晚上想通了，特别高兴，但是第二天就又不行了，早上起来情绪特别低落。写语文的时候不行，但是理综还好。

科室主任：你的潜意识认为好的状况不会持续太久，你要最大化地调动自己的应急能力。

患者：如果去年刚考完，再让我考一次完全没问题，但是去年的很多知识我已经生疏了。

科室主任：在这个过程中，你准备了知识，也准备了焦虑。但没人在意失败的理由，任何理由的失败都是失败。

患者：为什么我的潜意识这样？

科室主任：你害怕失败。但别人不会看到失败的理由。

患者：我做不到，我绝对不会承认自己不行。

科室主任：外界的评价有意义吗？尽力做就好了。

患者：我现在不敢去做，害怕去做，失败了我也不会认的。因为后悔没用，我就不后悔了。

科室主任：后悔就是后悔，接受现实是一种能力。你的路注定跟别人的不同，所以注定要有不寻常的心态。手的问题都是借口，没人在意失败的理由。

患者：因为手的问题考不好能让自己舒服点。

科室主任：接受自己考不好是因为心态不好。

患者：我最近脾气特别不好。看书不舒服，不看书也不舒服。

科室主任：因为你走不出来。

治疗后，对患者进行脑状态检查，结果如下。

脑健康状态

指标名称	参考范围	实测值	指标名称	参考范围	实测值
脑耗能	130～300	412	警觉度	0～15	11
脑混沌	0～10	20	内源性焦虑	0～30	61
脑惰性	120～190	234	脑疲劳	0～20	52
困倦	0～15	12	左右脑偏侧	80～120	67

脑能力状态

指标名称	参考范围	实测值	指标名称	参考范围	实测值
脑内敛	30～55	52	内专注	5～30	61
脑抑制	35～65	16	外专注	0～10	11
脑稳定	45～70	72	脑排空	10～60	79
记忆加工	3～10	2	反应速度	5～15	2

治疗结束后 1 小时，对患者进行脑状态检查，结果如下。

脑健康状态

指标名称	参考范围	实测值	指标名称	参考范围	实测值
脑耗能	130 ～ 300	203	警觉度	0 ～ 15	5
脑混沌	0 ～ 10	20	内源性焦虑	0 ～ 30	62
脑惰性	120 ～ 190	214	脑疲劳	0 ～ 20	20
困倦	0 ～ 15	15	左右脑偏侧	80 ～ 120	113

脑能力状态

指标名称	参考范围	实测值	指标名称	参考范围	实测值
脑内敛	30 ～ 55	50	内专注	5 ～ 30	62
脑抑制	35 ～ 65	33	外专注	0 ～ 10	5
脑稳定	45 ～ 70	74	脑排空	10 ～ 60	91
记忆加工	3 ～ 10	3	反应速度	5 ～ 15	2

治疗随笔

　　高考离患者越来越近了，在剩下近 20 天的时候，科室主任期待患者能够认清现实，不要找任何借口后退，破釜沉舟。忽略掉高考、复习，放空自己，把知识点一点点捋一遍。后来看到患者逐渐安静下来，真的一点点开始捋自己学过的东西和知识点。

　　<u>第 7 次心理治疗</u>　患者诉自上次就诊以来，写字较之前有所好转，突然发现自己能写好字了。且大部分考题是会做的，感觉自己的知识在，没有忘记，这种感觉很好。目前，我想返校听课去拿一些知识点回来。想让自己的状态回升。

　　治疗前，对患者进行脑状态检查，结果如下。

189

脑健康状态

指标名称	参考范围	实测值	指标名称	参考范围	实测值
脑耗能	130～300	377	警觉度	0～15	11
脑混沌	0～10	22	内源性焦虑	0～30	50
脑惰性	120～190	189	脑疲劳	0～20	18
困倦	0～15	8	左右脑偏侧	80～120	79

脑能力状态

指标名称	参考范围	实测值	指标名称	参考范围	实测值
脑内敛	30～55	52	内专注	5～30	50
脑抑制	35～65	19	外专注	0～10	11
脑稳定	45～70	68	脑排空	10～60	81
记忆加工	3～10	2	反应速度	5～15	4

部分治疗记录如下。

科室主任：你这一周过得怎么样？

患者：我返校参加考试了，第一天听了一天语文课，语文跟数学也不一样，不做题能听懂就行了。然后第二天考数学，做题困难，下午特别难受我就回家了。但是晚上是语文周测，写东西比较多，刚开始写得不太好，但是写到后边我就突然找回了之前写字的方式了，就能写好了。我也不知道为啥，当时我虽然很难受，但是还是能写得比较好。

科室主任：嗯嗯，你还希望奇迹发生，像之前那种超常的感觉？

患者：对，有一点我觉得挺好，发现还是有80%的题目是我会做的，没有全部忘，这让我很高兴，突然找回来之前的那种感觉。但第二天再写却又找不到比较好的状态了。别的就没什么。

科室主任：你觉得这些东西能忘吗？

患者：有的能忘有的忘不了。做题的技巧忘了，但是知识百分之八九十还在的。

科室主任：你有这个想法就对了。

患者：哦，有超级多。

科室主任：还有什么东西需要忘掉？

患者：忘掉？我觉得没有什么需要忘的，我也不知道。

科室主任：那给我们大概用 15 分钟，你寻找一下过去的自己，自己感觉、体验特别好的时候，你可以选择最舒服的姿势，这么坐着也行，或者是往后仰也行。

患者：我就这样想就行？

科室主任：要是没有的话，想你飒爽英姿，天下无敌，找找那种优势心理。我们石家庄有个女院长做得特别好。她的那个网名叫"天下无敌"。真的有那种雄霸一方、女中豪杰的气势。去找一下那种天下无敌的感觉，去找一下那种心理优势的自己。

患者：高三上学期的后半段时间我是比较好的，那段时间我的语文作文特别好，是那种突然就考很高的分，然后分数一直没有低下来，那段时间我就特别高兴。英语高三的时候，有一次我考到了 149 分，作文老师刚开始给我的是满分 25 分，后来看到我前面全对了，就给我改成了 24，那回我特别高兴。别的心理优势就没有了。

科室主任：在自我长大的过程中，你觉得最有优势、自我感觉最良好的是什么时候？回顾我自己一路走来，有两年特别好，好事扑通扑通地往脑袋上砸。12 年一个轮回吧。也有一段时间的逆境，需要有超常的抗压能力。顺境逆境交替着来，但是在逆境的时候一定要坚持的走。

患者：我觉得去年的题有的难有的简单。数学简单，理综是……

科室主任：那我们现在就定位，就去裸考，抱着玩一玩的心态，看看今年能考成什么样，发挥成什么样就什么样。

患者：还是希望去学校再捡点东西。

科室主任：这段时间去学校会让你更压抑。

患者：我觉得去进入一下状态，其实我觉得难受就难受，一会就没事了，实在不行我就回家。

科室主任：我考研究生的最后阶段，我把自己关到平山去，把学习内容一遍一遍地串。我自己出钱，在一个温泉边上租了间房，除了吃、睡，然后就是学习，泡在温泉里头，最后看书看得都恶心。考完以后，我说我这辈子再也不参加考试，再也不念书了，把所有的书都烧了。学到见书就恶心！因为是全国统考，也没什么方法，也不可能有什么人指导你，就是拼了。那一年我 34 岁，那时候也是不自信的。我最后从网上查成绩的时候，我这个考号前 20 和倒 20 名同学，没有一个超过我的，学到那个程度真是学疯了。你现在也到那个火候了，需要心无旁骛，之前我就告诉你了，你用这个方法。我是这么做了，我拼过关了。你现在就是，大概把知识点捋一遍，能捡起来多少算多少，而不是说跟别人捡。因为你跟别人的进度不一样，你就是独一无二的，而且现在要恢复你的霸气。现在不是你离开这次高考的时候，也不需要你放弃填报志愿时候的那种霸气，而是要找到你最棒、最好时候的那种霸气，找到那种优势感，就应该没有问题，而且你会临场发挥得非常好。

患者：不去学校？

191

科室主任：对，那样干扰太多。

患者：课不听了？老师讲的我没做，我根本听不了，所以就很难受。

科室主任：你和他们不一样，而且老师当下讲的题未必考。你就是一个独一无二的你，你能捡起来多少是多少。我那时候真是豁命了。因为我当时不拿硕士学位，以后就没有多少上升空间。应该豁出去，坚持就是胜利，我后悔后来没咬牙把博士学位拿下来。我出国留学的时候应该再坚持一年，把博士学位拿下来。人生能有几回搏？要抓住机会。我硕士统考通过了，恨不得把所有的书都烧了，我这辈子再也不考试了。我的导师当时是资历最牛的教授，他给予我的指导就是必须拿下硕士学位。后来我出国留学的时候，已经是院级领导了，有车、有房、有名气。但是出国留学就清零了，去做个穷留学生。导师鼓励我说那也要去。你现在也要清零，重新认识自己，要想"我没有参加过高考，啥都没有，我要清零，我这次就轻松地去考，我就是个一般的学生，能考成什么样算什么样"。

患者：我尽力去做。

科室主任：现在这种心态我想你没问题，因为你基础太扎实了。

患者：我过了三四遍了，基础已经挺扎实了就看最后冲刺提升多少。

科室主任：对，我还要纠正你的思维方式，你的人生和你考哪个学校不一定有太大的关系。

患者：我现在对哪个学校都没有什么预期了。

科室主任：对。到哪都好。我们学校混得好的很多，一年收入一二百万的教授很多。你做北漂南漂也难受得很，所以说人生走哪哪好，就是看你能不能积极地适应。

患者：我觉得别人的好，自己的不行。这样就……

科室主任：一定要做什么，可能真的就做不到。为什么说顺势而为，就跟水一样。最强大的力量是水，以柔克刚。你看水，走不上去了，就绕着走了，是吧？我的力量大，我就穿过石头走啊。而且这次模拟考试不错是个好的前提，让你信心大增。几乎是裸考呀，真的不错。这好像给你打了鸡血，帮你找到自己最好的状态。这次高考的时候，一定是考成啥样算啥样，在这种基础上最大地发挥自己就OK了。去年高考，我们指导的考生中还真有几个超常发挥的，考出了我们没有想到的成绩。最让我意外的一份惊喜是一个长得挺漂亮的女生，辍学一年了，住院、吃药、治疗，我也不抱太大的希望，跟她爸妈说："哎呀，没事考不好我帮你找个学校，这么漂亮上个空乘专业，考200多分就行"。当时只是安慰她父母，因为她的父母十分地信任我。父母请长假陪伴这个孩子，真的不愿意让他们失望。你猜最后考了多少分？考了530分。爸爸妈妈高兴得不得了。千恩万谢！我也很激动。

患者：那个真的太不可思议了。

科室主任：就是人生中好多不可思议，如果你能以这样的心态去做一个不可思议的事情，也是完全可能的。

患者：我不非得预期了，爱怎么样怎么样！

科室主任：对，就轻松应考就行了。放空自己，只不过比别人少复习了一点而已。

患者：我觉得是不是我也可以像你说的，找一个地方，没人住的，安静的环境，没有其他同学的干扰，静下心来冲刺高考。

科室主任：对，因为那样没有任何干扰，只有独一无二的自己。不需要跟着别人走，自己走到最后。

患者：那以后我每天跟你交流的时候，就给你发每天的状态。

科室主任：对，我会做你亲友团的重要成员，一直支持你。这段时间，我会关注你的QQ留言，你的状态我们会跟踪到高考结束。

患者：那下次什么时候？我不愿结束这种关系，经过这几个月我最痛苦的日子，我觉得你是我的精神支柱，希望保持到永远，做我的良师益友。

科室主任：我们之间是治疗关系，当然非常感谢你对我的信任，也能理解你对我的依恋，希望你尽快长大。你的依恋关系应该建立在你的生活中，不是建立在治疗关系中。我现在对你越来越有信心，你跟别人不一样，就不一样到底。去寻找你的心理优势，然后把掌握的知识点捡起来，没有掌握的知识点就忽略。假如考到就认倒霉吧！建议目前不要联系别的同学，因为你和他们不同，和他们联系得越多，你的压力越大，不要给自己制造紧张空气。我觉得这时候训练的是你大脑的状态，让你大脑的反应速度加快。因为要考试的内容很广，不知道要考哪点东西，可能是你20年前学的东西，你能迅速从大脑调出来，而且能够尽快地写出来。我对你有信心，我相信我们这个案例是一个成功的案例。

患者：那你以后讲课就可以拿我这个案例来讲。

科室主任：可以。这是你的人生经历，你将来成功了甚至可以写成自传，以帮助更多的人。你就像个小天使，在折翅的时候我曾经给你疗过伤，将来你飞得更高更远的时候，记得回眸。不要有耻感，这是你成长过程中的一笔财富。

患者：现在就是不要太多干扰。

科室主任：对，你自己去整理自己，心无旁骛地去复习，然后轻松应考。你跟别人不一样，你跟不上别人，只能抄近道追别人，在这个想法基础上考试一定没问题的。

结束治疗后对患者进行脑状态检查，结果如下。

脑健康状态

指标名称	参考范围	实测值	指标名称	参考范围	实测值
脑耗能	130～300	564	警觉度	0～15	15
脑混沌	0～10	20	内源性焦虑	0～30	50
脑惰性	120～190	204	脑疲劳	0～20	60
困倦	0～15	14	左右脑偏侧	80～120	23

脑能力状态

指标名称	参考范围	实测值	指标名称	参考范围	实测值
脑内敛	30～55	56	内专注	5～30	50
脑抑制	35～65	20	外专注	0～10	15
脑稳定	45～70	64	脑排空	10～60	73
记忆加工	3～10	4	反应速度	5～15	5

结束治疗 1 小时后对患者进行脑状态检查，结果如下。

脑健康状态

指标名称	参考范围	实测值	指标名称	参考范围	实测值
脑耗能	130～300	343	警觉度	0～15	8
脑混沌	0～10	29	内源性焦虑	0～30	60
脑惰性	120～190	386	脑疲劳	0～20	100
困倦	0～15	16	左右脑偏侧	80～120	85

脑能力状态

指标名称	参考范围	实测值	指标名称	参考范围	实测值
脑内敛	30～55	62	内专注	5～30	60
脑抑制	35～65	16	外专注	0～10	8
脑稳定	45～70	72	脑排空	10～60	91
记忆加工	3～10	2	反应速度	5～15	5

治疗随笔

在本次治疗中，依然对患者进行认知的矫治，纠正不合理的信念。而且通过自我暴露让患者感受到应有的思维方式。同时给患者强大的心理暗示，帮她找到应考心态。

第 8 次心理治疗　治疗前对患者进行脑状态检查，结果如下。

脑健康状态

指标名称	参考范围	实测值	指标名称	参考范围	实测值
脑耗能	130～300	447	警觉度	0～15	17
脑混沌	0～10	12	内源性焦虑	0～30	44
脑惰性	120～190	165	脑疲劳	0～20	29
困倦	0～15	18	左右脑偏侧	80～120	51

脑能力状态

指标名称	参考范围	实测值	指标名称	参考范围	实测值
脑内敛	30～55	43	内专注	5～30	44
脑抑制	35～65	30	外专注	0～10	17
脑稳定	45～70	69	脑排空	10～60	82
记忆加工	3～10	6	反应速度	5～15	3

部分治疗记录如下。

科室主任：这一次感觉怎么样？

患者：挺好的，我也按照您说的，自己在一个屋子里学习，能静下心来。

科室主任：嗯，挺好的，思维方式调整了，对于你今后的发展是有好处的。

患者：我觉得想的是不太一样了。在门口也看见病人挺多的，刚才有一个也是高三的。在二楼看到的都是像我这么大的，我就觉得不孤单了，谁都有属于自己的脆弱，我不要难为自己。

科室主任：下一个要看的是留学生，他很优秀，但也有心理问题，趁着假期回来治疗。

患者：那是怎么回事？

科室主任：每个人都有每一个人的问题，走哪条路都不会一帆风顺，要看你能不能坚持走下去，能走到哪个层面。其实走到哪个层面都有可能出现问题，但不变的是你的自信，你的心态。这是支持你走下去的动力。

患者：还好吧，我觉得今天没什么不好的。

科室主任：没什么，嗯，那接下来咱们做放松，寻找你的心理优势。我们先做一遍，你去寻找自己的心理优势，自己好的地方，优秀的地方，在这次放松的时候，我就不和你说什么了，你自己去体会就好。

（让患者听音乐做放松。）

科室主任：感觉怎么样。

患者：还不错。我想到了以前的成绩。

科室主任：嗯，你想到了你成长过程中优势的地方，是吧？虽然我没有和你交流，但是也看到了你的变化。比如说你的手形，在一开始做放松的时候，你的两只手是分开的，而且有问题的那只手是一直固定在写字的状态。但是现在你的两只手都是完全放松的状态，很自然。

患者：现在感觉困。

科室主任：嗯，好。那再给你 10 分钟的时间，你去休息，睡觉，这 10 分钟可能等于 1 个小时，继续去寻找你的优势。10 分钟之后我叫醒你，好不好？

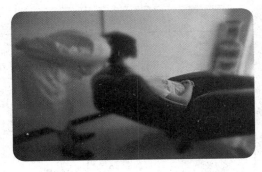

患者：嗯，就是我可以睡觉，是吗？

科室主任：可以。睡醒之后，你的心情会很好。

科室主任：3 分钟后我叫醒你，叫醒你后，你感觉很轻松（暗示）。一、二、三。嗯，醒醒。

患者：我能坐起来吗？

科室主任：可以，还不错。你今天一来给我们的感觉就很轻松，这是我们见到你的最轻松的一次，然后在经历了今天的放松调整以后，感觉会更好。我们今天就到这里吧。

结束心理治疗后对患者进行脑状态检查，结果如下。

脑健康状态

指标名称	参考范围	实测值	指标名称	参考范围	实测值
脑耗能	130～300	353	警觉度	0～15	25
脑混沌	0～10	9	内源性焦虑	0～30	37
脑惰性	120～190	195	脑疲劳	0～20	32
困倦	0～15	8	左右脑偏侧	80～120	61

脑能力状态

指标名称	参考范围	实测值	指标名称	参考范围	实测值
脑内敛	30 ～ 55	46	内专注	5 ～ 30	37
脑抑制	35 ～ 65	22	外专注	0 ～ 10	25
脑稳定	45 ～ 70	59	脑排空	10 ～ 60	71
记忆加工	3 ～ 10	3	反应速度	5 ～ 15	2

结束心理治疗 1 小时后对患者进行脑状态检查，结果如下。

脑健康状态

指标名称	参考范围	实测值	指标名称	参考范围	实测值
脑耗能	130 ～ 300	434	警觉度	0 ～ 15	11
脑混沌	0 ～ 10	54	内源性焦虑	0 ～ 30	54
脑惰性	120 ～ 190	146	脑疲劳	0 ～ 20	33
困倦	0 ～ 15	17	左右脑偏侧	80 ～ 120	44

脑能力状态

指标名称	参考范围	实测值	指标名称	参考范围	实测值
脑内敛	30 ～ 55	35	内专注	5 ～ 30	54
脑抑制	35 ～ 65	43	外专注	0 ～ 10	11
脑稳定	45 ～ 70	68	脑排空	10 ～ 60	44
记忆加工	3 ～ 10	4	反应速度	5 ～ 15	13

治疗随笔

　　大考之前患者不可能没有焦虑,也不可能做到完全放松。在整个治疗过程中,建立好的治疗联盟是前提,同时该患者一直服用舍曲林 100mg,每日 2 次。患者遇到了挫折和心理创伤,但是患者不服输不认命的性格,根本没有给自己疗伤的机会,迅速地进入了下一个循环。因为她认为自己是坚强的,也没想到自己会用"手"这样的特殊方式来应对挫折给自己带来巨大的心理压力。这个案例是成功的,患者终于走出了症状。

结论：科室主任对患者在心理动力学治疗框架下观察，进行催眠治疗、认知行为治疗，并使用自我暴露和积极暗示技术，使患者阻抗逐渐减少，接受了自己的现状，看到了自己手部症状是其对再次高考失败的预期焦虑的躯体化表达。复读阶段成绩一次次失利，患者开始意识到选择复读也许是错的，但是这又是一条不归路。脑状态也随着患者的认知变化而变化。最后在整合创伤干预的框架下，患者接受了空杯心理。在接近高考的最后 20 天里，患者才彻底放下输赢，拿出空杯心态冲刺高考。令人高兴的是在经历半年多焦虑、放弃学习求医后，患者竟奇迹般地症状消失，而且高考的成绩竟比去年还高出了 10 分。患者顺利被上海某不错的大学录取。患者在给科室主任的留言信中写到为自己的成绩和录取感到高兴，但是遗憾的是患者仍然不能接受自己以 2 万多名的考试排序进入大学。

大部分的学生，在正常的心态都关注自己考上什么大学，不去关注自己以多少名次进入的大学。看来对该患者的引导需要继续。

案例 40：

可怕的代际遗传

【基本情况】

患者，女，25 岁，大学本科文化。目前在一事业单位上班。从小无法与异性亲密接触，迫于家庭压力，与丈夫结婚 3 月余，无法进行正常身体接触，工作暂可正常维持。自身感觉母亲过于强势，与母亲矛盾较大，与父亲关系一般。

【来访形式】

由母陪同就诊。

【患者陈述】

患者自诉自由性格活泼，男性和女性朋友都有，学习中等偏上。后渐渐地发现自己不能和异性亲密接触，迫于家庭压力与老公谈了近一年的恋爱，顺利结婚。婚后不能同房。为此就诊。

【访谈印象】

患者神清貌整，表情悲戚，情绪悲观。认为自己在没有意义地活着，但没有消极观念。未及明显幻觉及妄想。希望在医生的帮助下自己能恢复正常。

【辅助检查】

SCL-90 量表，总分 180 分，焦虑抑郁分偏高。

【诊断】

焦虑障碍。

【治疗方案】

心理治疗：整合创伤心理治疗，每 2 周 1 次。

药物治疗：患者拒绝。

【心理治疗】

第 1 次心理治疗

患者：哇！怎么这么多人呀？可以单独一对一谈吗？因为我感觉这么多人我可能有好多话说不出来。

咨询师：我能先听听您的问题吗？如果真的是涉及很隐私的问题的话，就让他们都出去，因为有的时候这可能是你的感觉过敏。

患者：不，我想谈的是有关亲密关系的问题，是很隐私的话题。

咨询师：那好。

患者：我还有一个问题，可以不要做相关记录吗？我比较介意这个。

咨询师：好，那说说你的困扰吧。

患者：我的主要问题是和我的丈夫没办法亲近。

咨询师：你指的是性生活方面吗？

患者：不是，就是牵手也没有办法，更不用说有关性方面的了。其实我刚开始的时候不管是对男孩还是对女孩，我都没有办法去亲近，但是结婚之后，我好像把这一切都指向我丈夫一个人了。

咨询师：哦，那你的丈夫有因为这个事和你起过冲突吗？

患者：没有，我觉得我现在对我丈夫的样子，可能和我母亲有很大的关系。

咨询师：哦，你能谈谈和妈妈的事情吗？

患者：我妈妈是学艺术的，做什么事情都像个演员，既严厉又夸张。

咨询师：哦，那你的工作和妈妈的工作很相近吗？

患者：不是，我是学医的。

咨询师：哦，父亲也是学医的吗？

患者：不是，我爸爸是设计师。其实我上大学的时候不是很想学医，但是我妈妈认为如果我学医她看病方便，因为她经常这疼那痒，所以就非让我学医。

咨询师：那你的兴趣爱好是什么呢？

患者：我其实是想学文学。

咨询师：文学吸引你的地方是什么呢？

患者：我爱看小说，喜欢安静。其实我也有想过是去学珠宝鉴定呀什么的，我对这个比较感兴趣，这样以后可以开个店，这样也算是最起码我懂这些东西。是想从这两个专业里面选一个来着，反正是没想学医，没想进医院。

咨询师：那你对于男性的不接纳是从什么时候开始的呢？

患者：我意识到这个问题应该从我上大学开始，但是其实我从上高中开始就有这个问题了，就不管男的女的都一样，尤其是肢体的接触更难受。上了大学以后就更加明显了，近两年到了我最厉害的时候。那会儿，就包括现在也是，我严重到不能让别人碰我，包括碰我的东西也是，这两年还好点。别人如果咳嗽或者打个喷嚏呀什么的，我都躲得远远的。还有就是在公交车上要是有人站得离我很近，我都会特别难受。

咨询师：你有受到过性方面的侵害吗？

患者：我之前也找过几个咨询师，都问过我这个问题，我也想了，没有过这样的事发生。所以我到现在不知道问题出在哪儿。

咨询师：假如你去接受这些亲密接触，会怎么样呢？

患者：就是会很难受。

咨询师：这种难受是一种什么样的体验？是身体上的还是心理上的？

患者：我觉得都有，比如别人碰了我这一下，我就感觉这一块都特别难受，直到洗了这种感觉才消失。

咨询师：在你长大的过程中，有没有和别人接触得很好很顺畅的时候？

患者：（叹气）我觉得特别舒服的时候，就是我自己独处的时候。

咨询师：你独处的时候是你感觉最舒服的时候吗？

患者：对，就感觉没有人打扰我，您要说我和谁相处是最舒服的，那可能是我们家狗。我妈也觉得特别奇怪，我对别人都特别冷，嫌这个脏，嫌那个脏，但是从来没有嫌过我们家狗脏。

咨询师：狗狗在你眼里是个什么角色呢？

患者：可靠的朋友，因为我怎么样它也不会说什么。

咨询师：刚才看到你谈到狗狗的时候想要落泪，是想到什么了吗？

患者：嗯，可能我突然想到其实狗狗也是在被动接受我。

咨询师：是你接受狗狗更多一点还是狗狗接受你更多一点？

患者：我觉得应该还是狗狗接受我更多一点，它也不会说话什么的。

咨询师：嗯，你觉得这样很温暖？

患者：倒不是觉得温暖，是……

咨询师：放松？

患者：对，很放松，就是不会有其他的东西，不会有负面的东西（哭泣）。

咨询师：你负面的东西都不会给狗狗？

患者：对，我在我的家里很少得到一些正面的东西。小的时候我和我爸妈都不能好好相处，一直处于吵架的状态之下。原来为学习的事吵，毕业之后又为工作的事吵，就没有消停过，尤其是和我妈妈。

咨询师：你们一直是处于争斗的状态下吗？

患者：并不是争斗，是我在我们家快形成了一种条件反射，就是有再多的话，心里快炸了，但是说不出来，就是只能听着他们说。

咨询师：你的妈妈很强势吗？

患者：对，我现在就是一种条件反射，一和我妈妈说得多了，我的火就噌噌地往上冒。我对我妈妈敌意最深的时候是前两年，那会我觉得我跟她没法沟通，我在家里根本待不下去，但是我又无处可去。她生起气来什么话都说，然后我妈身体也不好，吵起架来就必须得打安定，吃药都不管用。我妈说"她以后要是疯了、傻了、死了，都是因为我"，我爸虽然平时不怎么说话，但是他其实是站在我妈那边的。就包括这次，我为什么住院呀？一个是因为蜜月期间我受了点刺激，再一个就是度蜜月之前就和我爸妈大吵了一架。用我爸的话说我现在的这些问题就是因为太烧包了，他说你要是从小生在山沟沟里就没事了，你去村里挑两天粪就没事了，我爸是这么认为的。前两天又吵了一架，他认为我之所以这么难受，是因为我从小过得太好。我妈也觉得我不知足，她说这么好的日子你不过，你为什么就不知足呢？我觉得我就是因为太知足了才会这样（哭泣），真的我觉得自己每天都生活在地狱里一样，没有一时开心，不知道什么时候才能解脱（哭泣），我以前靠自己也算是能把情绪调整过来，这次回来实在是调不过来了就住了两天院。我觉得在别人那特别简单的事，在我这特别难。我做不到，我不知道问题出在哪，我觉得自己对丈夫的样子很像是我妈妈对我的样子。

咨询师：嗯。

患者：我有的时候想过，我从楼上的窗户跳下去，第二天看看他们会是什么反应。其实我结婚也是因为我爸妈，而且我丈夫当时也说能接受我这个样子，可是结了婚以后他受不了了。

咨询师：你是迫于父母的压力才结婚的？

患者：对。

咨询师：那你没有感受到丈夫的热情吗？

患者：我感受到了，但是他越热情我越恶心。就像前天我和我爸吵架时我爸说我们俩是为了骗他才结婚的。

咨询师：爸爸为什么这样说呢？

患者：爸爸觉得我住院那段时间我丈夫说即使我治不好了，他也能够接受，然后我爸爸就觉得我这样我丈夫都能够接受，肯定是有问题。

咨询师：丈夫是做什么的呢？

患者：公司职员。

咨询师：你觉得他喜欢你吗？

患者：我不知道，有的时候应该是挺喜欢的，但是有的时候就是很矛盾，我不知道这个问题是出在他身上还是我身上，就是有的时候真的很矛盾，因为本身我也没有什么经验，但是出了这个事之后我爸妈都是觉得他挺爱我的。

咨询师：你是不确定这份感情吗？

患者：也不是，是我回想起我们的相处，总觉得他有很多行为都是非常矛盾的。

咨询师：能举个例子吗？

患者：我们刚认识那会儿，也不只是刚认识的时候，哎呀，我也说不上来，应该就是一种感觉吧。

咨询师：在恋爱的时候都会有一些拉拉手之类的亲密举动，你俩有吗？

患者：我俩在拍结婚照的那天拉的手比之前所有时间加起来都多。

咨询师：那拍结婚照的时候你不会感到不舒服吗？

患者：会啊，但是因为众目睽睽之下，我只能是忍了（摇头），就包括结婚那天也是，不是得有拉手，接吻那些吗？当着那么多人的面，我也只能是忍了。

咨询师：嗯，你妈妈经常和你发脾气或者是攻击性特别强地和你说话吗？

患者：我感觉是这样的。

咨询师：那妈妈只对你这样吗？

患者：她跟别人太具体的我不知道，但是她脾气不太好。

咨询师：如果妈妈经常和你发脾气，那你想要一个什么样的爸爸呀？

患者：我想就是最起码有一个能站在我这边的，其实我现在的感觉就是我是不被任何人所接受的。

咨询师：你知道吗？你刚进来的时候和现在的样子给我的感觉是判若两人。你刚进来的时候让我感觉你很挑剔，但是现在我感觉你是一个外表很坚强，内心很脆弱、很柔软的人，你其实很无助。

患者：嗯，我觉得应该是的，我特别怕成为像我妈那样的人，但是却越来越像，言行也好，脾气也好。我妈以前一直说我脾气好，因为我一直在忍，不敢和任何人发脾气，也不敢和任何人说不好的话，但是我觉得这两年特别明显，越来越像我妈。

咨询师：你从小和父母生活在一起吗？

患者：我一岁之前因为父母工作忙，是跟着我姥姥，一岁之后是跟着我爷爷奶奶，到了四五岁上幼儿园才跟着我爸爸妈妈，寒假暑假就送回老家去。

咨询师：那你这是一种寄养，是远离爸爸妈妈的？

患者：对，在老家嘛。

咨询师：那你有特别好的朋友吗？

患者：有几个，关系特别好的有两三个，常联系的也有几个，反正加起来也没多少。

咨询师：和他们在一起很亲密吗？

患者：对，但是再亲密也没有其他人的闺蜜一样，我最多就是挽着胳膊逛个街，也没有特别的。

咨询师：你和闺蜜在一起的时候多吗？

患者：还行。就是其实也挺奇怪的，我对女生的包容心比对男生的大很多。我之前其实怀疑过我是不是同性恋，但是我觉得我应该不是。

咨询师：你曾经怀疑过自己是不是同性恋？

患者：对，我和我妈还为这个吵过架，那会儿还在相亲，我妈就说你是不是同性恋呀？我说，与其说我是同性恋，还不如说我是无性恋，我对谁都不感兴趣。我觉得我发自内心地不想要亲密关系，如果可以选择的话，我是不会结婚的。

咨询师：那从小到大谁对你最好？

患者：其实我妈对我也挺好的，她对我好的时候特别好，但是发起脾气来……我以前和我奶奶特别亲，上小学的时候每次放假回奶奶家都特别高兴，回来哭一路，要缓好久才能缓过劲儿来。

咨询师：从奶奶家回来很伤心？

患者：对，要难受好长一段时间。

咨询师：那姥姥和姥爷关系好吗？

患者：应该还好吧，不过我妈说我姥姥对我姥爷不好。我姥姥对谁都不好，就对她小儿子好，我妈这么说的。我妈是老大，小的时候过得特别苦，干什么都挨打，什么吃饭慢了要挨打，干活慢了也要挨打，我妈从小是这么过来的。然后我妈就说她绝对不会对我那样的，但是我觉得她还不如打我呢……我觉得我妈特别可怕，她可以无所顾忌，什么话都说，包括对我爸，曾经有一段时间，我爸也非常难受，他俩也老吵，用我爸的话来说，"你妈就是个魔鬼！"

咨询师：那跟同事呢？妈妈跟同事的关系怎么样？

患者：她跟同事可能没有这么糟吧，也有关系不错的同事，别人都觉得她是个特别直的人。我妈就是觉得我欠她的，她觉得"我为你付出这么多，你为什么不能按我说的做"。尤其这段时间她老是说"我为你付出的太多了，不能干这个、干那个了"。说真的，我妈就是该管的不管，不该管的瞎管，我就是这种感觉。

咨询师：你能具体说说吗？什么是该管的，什么是不该管的？

患者：我不知道这个例子恰不恰当啊，她老觉得我自己一个人过不了，会特别惨。那天我们俩吵架，吵得抱头痛哭，她说你看看你这么懒，以后怎么过呀？我就觉得懒跟这个是没有关系的，我始终觉得我挣得多就过挣得多的日子，我挣得少就过挣得少的日子，我懒就过懒的日子，我勤快就过勤快的日子，这都没关系，只要我舒服就行了，这就够了。但是她都是联想到一起的，就是任何事都能成为你的错误。我妈说她想要的那种女儿是，想吃饭就给她把饭端到那，想喝水就给她把水端到那，想收拾卫生就在她回来之前把家里打扫得干干净净的，就是什么都想在她的前面，善解人意，什么都为她做好了。她想要的女儿是这样的，但是我做不到。我俩以前老为了搞卫生吵架，你不搞她说你；你搞，她就说你这没有搞好，那没有搞好。我觉得就没有她满意的时候。

咨询师：妈妈有兄弟姐妹吗？

患者：有。

咨询师：关系怎么样？

患者：一般吧，因为我跟他们的接触就是每个假期回去看一眼，没有相处。

咨询师：接触很少是吧？

患者：对，但是我觉得都不是什么好相处的人。

咨询师：你刚进来的时候我觉得你是一个刺猬一样的人，对你这个案例也没有什么头绪，但是现在我对于在你生命里发生了什么大概有了一个思路。我们接下来详细评估，再收集一些资料，为你整理出一个治疗方案，但是需要一个长期的治疗过程，这个你能接受吗？

患者：嗯，我能治好吗？因为我也找过很多心理医生，做过心理咨询，基本上都是只能解决当下的问题。不过我跟我妈的关系也算是融洽了很多，但是随着我跟我妈继续这样，矛盾就又出来了，我对我妈是又恨又爱。

咨询师：过去医生有没有给过你诊断？

患者：没有，没有正规治疗过，因为其实我爸接受不了这个问题。他觉得我就是怪，就是脾气不好，不是心理的问题，就是我不知足。所以我平时也是比较避讳，包括之前找心理医生也是偷偷地找。

咨询师：爸爸受过高等教育吗？

患者：他是本科毕业，学的数学。

咨询师：在什么样的机构工作呢？

患者：就是政府，市政府。我爸平时不怎么说话，但说起话来跟刀子没什么两样。

咨询师：爸爸说话像刀子一样？

患者：对我来说是的，他平时看不惯我他不说，他实在忍无可忍了就说你，而且说得特别狠。

咨询师：嗯嗯，我了解你的情况了。在咱们治疗的过程中，如果有需要的话，会让你的妈妈或者丈夫介入，这个你能接受吗？

患者：可以。

咨询师：嗯，好，在咱们的咨询过程中可能会出现阻抗，或者你不自觉地将你和别人的关系投射到你和我的身上，这些都是咨询过程中可能出现的问题，咱们先做一个沟通，好吧。

患者：嗯，好，那下次见。

咨询师：下次见。

访谈印象：患者存在强迫性焦虑（患者既攻击自己又攻击别人），存在代际遗传问题，内化敌对的母亲形象，常用回避、压抑的防御机制来面对生活事件，存在消极观念。

处理：此次治疗旨在与患者建立良好的治疗关系，了解患者基本情况，以进行更进一步的治疗。

第 2 次进行心理治疗

咨询师：自上次治疗以来，有什么感觉？

患者：感觉平静了一些吧，但是还是别扭。有的时候我妈她们说个什么话，我就觉得是在逼我。我也说不上来，就是感觉都是压力吧。但好像是比前一段时间要好一些。

咨询师：在上一次里你的受益是什么？或者这次你来想说什么？

患者：我觉得上一次的受益主要一方面也算是发泄一些负面情绪，另一方面我觉得好像多多少少对我自己的问题有一点认知。但是认知归认知，我自己就是别不过来，不知道自己该怎么办，不知道问题出在哪。这段时间我也一直在反思，但是毕竟也是偏我自己的主观，所以我也不知道是错还是对。

咨询师：其实那次你说了一句话，让我印象特别深刻，"其实我特别讨厌我母亲，但是我发现我越来越像我母亲"。

患者：对，就是我自己这两个星期也一直在想，我为什么会做这件事，我的情绪是从哪来的。我不知道是不是因为我的主观问题，反正我就是什么问题都能从我妈那找到根，就是有这种感觉。但是有的时候又觉得不该这么想，所以我也说不上来，就是不自觉地会推卸责任，会想把什么事都往我爸妈那边推。但是我觉得实际上我自己也是有责任的，因为同样的家庭环境下出来的两个孩子很有可能是两种截然不同的性格，可偏偏我是现在这样一种性格，我是要付一半责任的。

咨询师：嗯，你的这个想法是对的。

患者：嘿嘿，我觉得我还是太弱了，扛不住事，我觉得我如果能强过我父母，我就不会这样，这是我的想法。但是我觉得我先天性格就不好，还是自己立不起来这种，所以现在只能想办法看看能不能掰一掰。

咨询师：也就是说你也在反思，一个家庭生的兄弟姐妹也有性格截然相反的，或者都是严苛的父母，有的就变得大大咧咧，特别积极向上。

患者：对，因为我身边同学什么的，怎么说呀，也算是物以类聚，我们家里的情况多多少少是比较相似的。我这边我妈特别强势，他那边可能是他爸比较强势，反正就是都是那种家长偏强势的家庭。但是其他人没有我这种问题，所以我也不知道我到底是怎么回事，就变成现在这个样子。但是没办法，问题已经出来了，只能想办法去解决了。我这段时间也一直跟自己做斗争，我觉得，如果把责任全推到我父母身上，我会舒服很多，但是我觉得这么做是不对的，所以我有的时候也不知道该以什么态度去面对我的父母。其实很多时候对我来说已经成为条件反射了，你知道吗？我妈说的话，我条件反射地就会觉得很烦。以前很长一段时间，我妈嘚嘚嘚，我的火噌噌地往上冒，就想发火，但是又不能发出来，真的闹心你知道吗？心里边有压不住的火，但是实际上我妈的有些话不至于让人反应那么强烈。包括现在有的时候也是，可能就是因为我对我妈已经有偏见了，有时候我对她的态度让她很伤心，但就是控制不住。我已经尽可能地往下压了，但是再怎么压我也无法笑着去跟她怎么样，只能自己尽量忍住火，去跟她说话。

咨询师：其实我在给你做治疗的过程中，我也发现了你的支持动力。一个是你变得越来越柔软了，给人感觉越来越舒服了；第二个感觉，你是一个很容易让男人感动的女孩，因为我这个男学生，他是轻易不插话的，但在上一次的治疗里他有很多次对你提问。我也在想这说明了什么，可能是你叙述的那些经历让他觉得你特别不幸，唤起了他一种保护的愿望。

患者：您是说我一开始这也不行那也不行，主要是因为人太多。

咨询师：嗯，这种要求是可以理解的，但是你那天的态度，给人感觉就像你母亲给你的感觉一样。

患者：可能我也是不自觉的，因为我自己是没有那种感觉的，但是后边可能会慢慢意识到。这段时间我也一直在想这个问题，因为我丈夫对我最不满的一点是他觉得我对他特别冷漠。我觉得一方面是因为我确实是对他很不满，另一方面我突然意识到我妈也是这样的。我妈要是对我不满，也会不理我，然后和我爸就特别亲热。就好像指桑骂槐一样，我妈会说："哎呀，以后咱们俩可得好好的，谁也指望不上了"。只要一闹别扭她就这样，我也不是会哄人的那种人，她不说话我也只能沉默以对，就是这种模式。

我现在又跑到我丈夫这边，又是相同的模式，其实我心里也是特别生气，但是不知道怎么表达。我对他的好，他觉得是我强势，控制他、干预他。而且我们俩没有办法沟通，总是相互扭曲彼此的意思。这个让我觉得特别难受，是一种恶性循环。我有的时候就特别想好好聊聊，但是他不相信。其实我隐隐觉得他的心理状态也不好，但是他不说我就当是我的错觉。可是前两天弄不愉快的时候，他说认识我之前状态也不是很好，也到了快需要找心理医生的地步了。但是肯定是没有找，所以我们就陷入了恶性循环。

咨询师：他为什么会找心理医生呢？

患者：这个他没和我说。

咨询师：那你观察到的是怎么样的？

患者：就是我们俩认识一年，我们的眼神就没有对上过，我一看他他立马眼神就转走。我也观察过，他和别人也是这样的。其实这一点我特别不能理解，他说是为了克制，但他现在对感情是可以负责的。给我的感觉是，他以前对感情是负不起责任的，但是我其实一直隐隐觉得他不太正常。然后他总觉得我对他没有说实话，我也不知道该怎么解释。我感觉我明明已经很坦诚了，但是他不相信。

咨询师：假设他也是一个有心理障碍的人，而且很有可能是有心理障碍的人，因为你们相处一年多了，他不接近你。你父亲担心他是同性恋是吗？

患者：对。

咨询师：我觉得目前这个担心是没有必要的，但是现在他可能有社交障碍。

患者：但是据他自己说，他和同事接触还是没事的，是不是也是和异性接触不行呀？

咨询师：你刚才不是说到他和别人接触也不敢看对方吗？

患者：不是，我看的是陌生的同性。

咨询师：他也受不了？

患者：不是受不了，是和别人相处的时候眼睛来回地转，不能直视别人，就是接触一下立马就走了。我以前以为他是自卑，但是现在……

咨询师：他这个可能是社交障碍中的一种，就是视线回避，不知道你有没有了解过。

患者：没有。

咨询师：原来我老公单位就有一个，就是这样的。那是什么让你有信心去和他结婚呢？

患者：最开始我是以为他对我非常有耐心，可以陪着我，等着我变好，但是结了婚以后才发现我们俩让彼此都变糟了。

咨询师：就是他身上有什么东西让你觉着他能让你变好，是什么动力呢？

患者：我觉得他主要脾气特别好，干什么都顺着我，反正意思就是不管我怎么样，他都能接受，我觉得这点是最打动我的。有的时候我和我同学说起来，她们都说你老公对你太好了，都觉得我亏欠我老公，包括我自己也有这种感觉。但是在相处上，他给我的感觉就让我有点受不了了；但要是让我说具体的事，我是真的说不上来。可能就像您说的那样，我本身也不知道真正的爱是什么样子的，但我就是很不舒服，可能我是本能地讨厌亲密关系。

咨询师：我现在插入一个小视频分享给你，（观看视频）这双胞胎好玩吗？这是最初的人际关系，他们两个在肚子里的时候就认识，生出来以后他们那种亲切，他们甚至没有语言，什么都没有，你现在试着做个想象，你把你老公当成那个和你对望的双胞胎，你试试看那种感觉。

患者：没感觉。

咨询师：你想你俩都是奇葩是吧，我觉着一个正常的男人，他不会接受你这种奇葩的要求，一年了不动你，但是这两个奇葩还真的就相遇了，你俩还结婚了，也够双胞胎的，是吧？

患者：其实我有的时候吧，一直怀疑他有问题你知道吗？因为我也觉得正常人不会接受这种要求的……

咨询师：也许你们两个彼此的恐惧是熟悉的，所以他接受了你这种特殊的要求，所以你俩就是一对特殊的双胞胎。你体会一下对于他的朦朦胧胧的感觉，还有恐惧。

患者：其实我从认识他开始就想分析他的心理，我原本以为他和我是一样的，也是这种家里边强势啊或者是怎么样的。但是他们家我现在看到的是互不干涉，我觉得又走到了另外一个极端，什么也不管，包括我们结婚的婚房也是特别随意的，订婚的时候因为他妈妈打麻将居然给忘了。他们一家都特别爱打麻将，我们俩刚认识的时候也为这个闹过别扭，但是后来他说他不打了。他还说他小的时候因为不听话，他妈妈就让他舅打他，但是他和他妈妈说，你让我爸打我，我认，但是你要是再让我舅舅打我我就真还手了。现在吧，他和他妈妈基本上就算是互不干涉，但是也不能说是完全不管。其实有的时候我感觉一方面我把希望寄托在他身上，希望他能让我好起来，另一方面其实他也把希望寄托在我的身上了。后来通过相处，我把希望收回来了，他没有。我现在觉得希望是自己给的，别人给不了。但是他那天说我要是好不了他就去死，把我吓坏了。我当时就炸了，我说我自己的希望都给不了自己，我怎么能给的了你呀？

咨询师：你这样理解他有太大的压力，你觉得他把希望都给了你。如果你换个角度呢？他把你当成了他生命的全部，他很重视你。

患者：换个含义我也接受不了，其实在美国的时候我就发现我受不了他的希望，承受不起，我觉得他越这样我越难受。

咨询师：就是你不敢接纳别人对你的希望，也不敢接纳别人对你的热情？宁愿自己去，那你会很累，用现在的国际说法就是你要学会借力。

患者：我知道，但别人给的随时可以带走，我自己给的不会。这种压力我觉得又和我妈有关，那天我来做治疗的时候，我妈说"我就你这一个闺女，你要是死了，我也不活了"。而且她还说我没有后代，她努力挣下的家业不知道该给谁了。

咨询师：你有没有想过其实她有可能是不懂怎么爱你。我记得你上次叙述的时候，在她成长过程中，她是老大，基本上她的母亲给予她的都是……

患者：是，我知道，但是我对我妈妈就是又爱又恨。

咨询师：就是你可以不去搭理她。

患者：对，但是这么多年了，我没办法隔离，反而让我觉得爱是控制。我老公也这样觉得，我对他关心，他觉得我在控制他，不关心又觉得冷漠，我没法把握这个度了。我不知道该怎么相处。

咨询师：其实这是最原始的，就像我给你看的那对双胞胎。我们向对方表达的时候，就是那种最原始的感受。

患者：不是，我觉得包括我妈在内，还有我的朋友，都觉得说我对我丈夫撒个娇就什么事都没了，但我就是软不下来，我已经不记得我多久没撒过娇了。我只对我们家狗特别近。

咨询师：其实这就说明你不是没有这种能力，你能对你们家狗好，就能对别人好。只不过你对狗是不防御的，对人是防御的，如果你去掉对对方的防御，你就能对别人好。

患者：我也觉得是这样，但我不知道怎么卸下防御，这会让我很不舒服。

咨询师：你先试试，你坐在这里，对我的这两个学生说："我喜欢你。"就像那两个萌娃一样，表达最原始的感情。

患者：我觉得换个小孩可能没事，但是……

咨询师：你给自己的限定太多了，你尝试着来，你试试，你不需要真心，你只需要说出来就行了。你即使功利地说句假的我喜欢你也行。

[患者纠结好久，终于对学生一（女）和学生二（男）说出了我喜欢你。]

咨询师：看，你是可以做到的，只要你想要做到。别的孩子在长大的过程中，可能会不同程度地受到爸爸妈妈的夸赞，比如妈妈特别喜欢，你真棒，妈妈特别爱你，这都是我常说的。那你说出我喜欢你的时候，你内心体验是什么样的？

患者：没什么感觉，就是感觉张不开嘴。

咨询师：你刚才不是张开了吗？证明你可以，不要着急。你们两个谈一下你们听她说完的感觉。

学生一：我先说吧，就是我在等待你对我说我喜欢你的时候，我的心里也有一点紧张，就是那种等待的紧张，但是当你说出来的时候，我其实心里是非常感动的，我也不知道为什么，就是特别感动。

咨询师：就是当别人向你示好的时候，别管真假，都能感动你，对吧。然后你会对她怎么样呢？

学生一：就是渴望帮助她的欲望更强。

学生二：我觉得她刚开始说的时候，是挺难的，但是最后她说出来了，我心里感觉挺美的，感觉我们的关系也近了，她也成长了。

咨询师：那你说出来了什么感觉？

患者：我感觉其实也没有那么难。

咨询师：其实就是这么简单，哪有你想得那么复杂。

患者：嗯嗯，很多时候都是这样的，明明知道面前的人想听什么话，但是说不出口，就由着自己的性子来，可能就是情商低吧。

咨询师：其实你情商挺高的，你什么都懂，但你就是表达不出来，这就是你的心理障碍。如果是情商低的人就没有这么丰富的表情，也没有这么丰富的情感体验。按照我们的行话来说就是你有一个严苛的母亲，内化在你的内心了，然后你会时时严格地去要求自己，苛责自己，不能表达。

患者：其实我觉得我小时候挺爱说的，但是我妈老说，你在学校你就只会说话不学习是吗？看电视的时候我给她们讲明星，我妈就说你怎么知道这么多，你天天都干吗呢？就是在这种被骂的状态下长大的，我感觉特别不爽。我现在也不爱听他们说话，也是揪着他们话里让我不高兴的地方。

咨询师：你再试着说说你刚才说的话。

患者：嗯。（对学生一说）我喜欢你。

咨询师：（对学生一）你想回复什么？

学生一：我也喜欢你。

患者：嘿，谢谢！

咨询师：我们再用情商解读一下这两个小娃，他们还不会说话就在表达情感了。对应了这个视频的题目：双胞胎小宝宝坐在床上聊天。其实都是一些肢体语言。沟通的方法有很多，所以你千万得记住你不是一个情商低的人。人不需要那么多防御的，就应该多一些简单。总是觉得应该怎样，不是的，说出来就好了。没有人在意你的真假，而你传递给他，他以为是真的，他还得高兴呢，是吧。

患者：（对学生一说）我是真心的。

咨询师：你尝试着做这方面的训练，就你母亲而言，可能她情商低，不会表达，但其实她是爱你的。她不像我一样受过专业的训练，所以你和妈妈之间的互动可能止于理解就够了。你回去先试着跟你老公说一些正面的语言，做一些夫妻之间的互动。你的问题在于你不能恰当表达，而不是你体会不到，体会不到才是情商低，例如你母亲，她体会不到她行为中的问题。

患者：我虽然体会得到，可是我做不到。

咨询师：所以你要努力，你现在是"我什么都懂，但是我就是不做"。你就在"但是"里把自己扼杀了，把机会也扼杀了。其实不需要那么多，只要试着去做就行，这是这周的作业，不要说不行，要说行。虽然你有糟糕的父母，但不是所有糟糕父母生出来的都是糟糕孩子。当你想退的时候，要推着自己往前走。

患者：行。

咨询师：好，那今天就到这里。

患者：行，谢谢您。

访谈印象：患者经过上次治疗，状态好转，有所反思但难以付诸行动。对自身过于严苛，压抑自身情绪与想法。

处理：采用认知疗法，通过观看视频来修正其认知。采用格式塔学派的空椅子疗法，使其进行角色扮演以及通过说"我喜欢你"的行为训练使患者找到方向，缓解焦虑情绪，促进患者逐渐改变其原有的行为方式。

<u>第 3 次进行心理治疗</u>

咨询师：说说你这周的情况。

患者：我最近一周比较忙，没有过多的思考和改变，我觉得。

咨询师：那说说你最近在忙什么吧。

患者：我想开一个网店，但是还没有想好具体做什么。

咨询师：嗯，这确实是一个值得规划的事情，和你丈夫的事情有进展吗？

患者：我们现在处于分居状态，婆婆住在婚房里，公公在深圳出差，我回娘家住了，老公在单位住。

咨询师：你对婆婆住在自己的婚房有看法吗？

患者：我不觉得这有什么。因为老房子太破了，她住在新房子里也会舒服一些。

咨询师：那你还是一个比较大度的女人，那你还有其他的变化吗？

患者：我感觉没有太大的变化。

咨询师：没有变化吗？

患者：我感觉我不知道怎么了，特别恶心他。

咨询师：哦，你恶心他什么呢？

患者：我也不知道。

咨询师：你仔细体味一下，你恶心的到底是什么？是这个人，还是性，还是婚姻。

患者：嗯……我真的想不出来，想不清楚，我也不知道，但我现在一见到他就感觉不舒服，我不怎么想努力改变自己了。

咨询师：这样，你闭上眼睛，我来为你做一些指引，你来细细地品味一下，你恶心的到底是什么，好吗？

（接下来咨询师为患者播放了一段轻音乐，让患者细细体味其中的情感，帮助患者区分自己讨厌的具体内容到底是什么，以便于后期与患者共同探讨解决问题。）

患者：我觉得应该不是婚姻，要不然的话我也不会接受结婚这件事。这个男人吧，最开始的时候我是喜欢他的，但是在相处过程中发现我们真的是不合适，相处不来，我没办法继续和他相处了。

咨询师：按照排除的方法来说，你最接受不了的就是性了。你已经结婚了，最开始还是能够适应的，是不是？

患者：对。

咨询师：你现在的丈夫最初也是给予你希望的，或者说你们是相互给予希望的，也没让你那样厌弃，而且我们客观地评估了一下这个男人也是可以的，对不对？

患者：嗯，我觉得应该是这样的，我应该最忍受不了的是性关系吧，尤其是我们俩从美国回来以后，我可能变得更加惧怕了。

咨询师：那你对性的恐惧具体是什么呢？是觉得很脏，还是……

患者：我不知道，我一亲密接触就浑身不自在，到了不能忍受的那种地步。

咨询师：你们有尝试过吗？其实你们可以试着进行一些夫妻之间的事，没有你想得那么可怕，夫妻之间的房事应该是很幸福的，可能第一次你们之间没有那么的幸福，但是多磨合一下，增进一下情感可能你就会有不一样的体验了。

患者：好吧，我感觉今天没有太多要聊的。

访谈印象：患者与咨询师的关系逐步稳定，咨询师发现患者是有能力爱与被爱，也有性方面的需求，只是内心冲突未得到彻底的解决，所以才出现当下的行为表现。

处理：通过患者在此次咨询过程中暴露出来的问题，咨询师采用倾听、澄清等技术帮助患者梳理内心体验，澄清其内心深处最为厌恶的是性关系而不是丈夫和婚姻，更为明确之后的治疗思路。

第4次进行心理治疗

患者：能把空调关上吗？

（咨询师将空调关上了。）

患者：我上个星期和我丈夫见面了，不愉快。我现在觉得我们俩性格本身出了问题，和亲密关系没有太大关系了。最近他老是控诉我说我不懂得关心别人，怎么去关心别人，发自内心的为别人着想，怎么去设身处地为别人着想，我现在一听这话我头都大。我已经完全不知道什么叫关心了。不管我问他什么，我说你到底希望我怎么做？他说，我要的是发自内心的对我的关心，但是我……

咨询师：那他有没有对你的发自内心的关心？有哪些表现？

患者：没有，我没有这种感受。这件事的导火索是这样的，我们俩那天中午吃烤肉，吃完饭我说我吃饱了，他说那咱们就走吧，然后我就站起来去洗了手。洗完手回来以后站在那儿看着他，他说我还没吃完呢，让我坐下我就坐下了。但是回了家以后，他又不开心了，说他在吃东西，我就在那站着，可是最开始是他说要走的。还有一次，我们俩在日本，他说要买东西，我就陪他转，但是转了半天他也没看上，后来我看时间差不多了，我就说回车上吧，别晚了。结果回了车上他又嫌我不陪他，说我不关心他。所以我也没办法。

咨询师：嗯，理论上来说你做得没有错，但是情人之间的温暖和互动在你们之间是十分缺乏的。比如你问一声要走吗？你还吃吗？顺口说你再吃点吧，吃饱了没？这是没有什么原则的。

患者：嗯，可能我们之间没有这些。我最受不了的是他把所有的希望都放在我的身上，这让我很难受。

咨询师：其实女人一般都是很被动的，需要男人来调动的。

患者：嗯，我比较喜欢两个人在一起是那种相互独立又相互依靠的。我不喜欢他把自己放在我的身上。

咨询师：嗯，那你可以把咱们今天讨论的话题和他谈谈。说我们之间应该是互动的，需要你给我信心，我们是互相给予的，而不是被动地等待。

患者：但是他说水桶能放多少水是取决于短板的，所以我们俩的关系取决于我。我现在都对他有恐惧了，我原来是对他有希望、有期待的，虽然我以前不想承认，唉……

咨询师：如果是我的话，我就会说女人都喜欢做月亮，如果你非让我做太阳的话，我可能会烧死，或者坠落。所以我们俩应该适时进行角色互换，这样才能有互相的满足。我教你谈恋爱，我们现在进行一次角色扮演。

（接下来咨询师与患者进行了一场以共进午餐为背景的恋爱场景的角色扮演，帮助患者体会恋爱中的那份温情与感动，触及患者心灵深处对于爱的渴望。患者泣不成声，喜欢这种被关怀和感动的感觉，能够体会到爱情的美妙，也激发了自己内心从未有过的情感体验。咨询师鼓励患者试着使用肢体语言来与自己的爱人互动。）

患者：嗯，这种恋爱感觉我很喜欢，但是现在他的态度让我十分怀疑现在，我不确定他是否还爱我。

咨询师：他的态度并不值得怀疑，但是他爱你的能力这是值得怀疑的，他不太会爱。像你这样一个退缩、焦虑的人，他应该去调动和点燃你，而不是被动地等待。

患者：我们现在相处，他觉得自己像个乞丐一样在乞求我的爱。但是我觉得不是，我真是没办法了。上周末我本来挺开心的，但是后来发生的事让我又失望了。我以前可能是找不到改变的方法，但是现在我根本就不想去改变。（沉默许久。）

咨询师：其实你们现在面对的问题你应该有所准备的，你当初结婚的时候提出的这个要求就很变态，如果他没有问题的话，他不会答应你这个要求的。所以现在他不能来现场，我们等于是连带着他一起做矫正，一起解决你们俩的问题。

患者：我也有过这种想法，原来不敢细想，但是现在没办法不想。

咨询师：在你们的恋爱过程中，都需要去主动，但是你需要更主动。因为你在接受矫治，而他还没有。而且可以通过你的主动来带动他的主动。换一个角度来说，在这个世界上有一个死心塌地等你的人，无论怎么样，他都要等你的人，你觉得怎么样？

患者：我觉得这一点让我感到恐怖，有压力（哭泣）。我在怀疑一件事，他说认识我之后治好了他的病，可能是两个坠到谷底的人刚在一起反而就变好了。

咨询师：那我们需要讨论一下，他为什么坠到谷底，你又为什么坠到谷底。如果他是一个不值得的人，你可以丢下他；如果他不是那么糟糕，你和他就都要努力做出改变。

患者：我也想到达这种状态，但是我没有动力了。

咨询师：动力应该是你自己给的。

患者：对，我知道，我就是想让我自己好起来（哭泣），但是我不知道怎么和他相处了。

咨询师：那刚才咱们在角色扮演的场景里，你是不是很感动，很喜欢呀？其实这是一个非常简单的事情，不是让你去勾引他，而是要学着去调动他。

患者：但是我现在做不到。

咨询师：那你想换人了，改变他很难是吗？你心里有决定了吗？其实你内向，而且很敏感，对于那种温情，你是有感觉的。

患者：嗯，我妈说你要是遇上个嘴甜的，早好啦，但是人家那样的又看不上我。我现在觉得如果我俩真的离婚了，对于我俩来说都是一种解脱，我认为我们俩的婚姻是在一个错误的时间里找了一个错误的人，我自己本身就是个错误。

咨询师：你们可以交谈一下太阳和月亮的理论，也可以建议他也来接受心理矫正，共同进步。

患者：我之前和他谈过来看心理医生的问题，但是他不认为自己有问题，他说我不能因为自己有问题就觉得他也有问题，可是我觉得我们俩之间的问题不单单是因为我。他证明他自己没有问题的方式是，他之前谈过很多恋爱，没有人觉得他有问题，还都哭着喊着要嫁给他。我有时会想，维系我们俩的到底是什么？我觉得可能是因为我有问题，可能他觉得我肯定不会离开他。

咨询师：那你还有耐心和他继续下去吗？你确定你爱他吗？

患者：我觉得有好感，是因为他的包容，但是……

咨询师：他只包容了你的病态，但是承载不了你。

患者：对，就像他说的，我不接纳他，但是实际上我觉得他也没有接纳我。我心里对他有愧疚，所以也不想对他提要求，但是我心里又难受。

咨询师：那你也不能在这种欠账和还账的过程中与他相处啊。

患者：嗯，我们的相处模式有问题，我的父母也老给我压力，我现在觉得我都喘不过气来了，我什么也不想管了。

咨询师：对于情感什么的你其实是一个很敏感的人，只不过是没有遇到对手。

患者：可能吧，如果我们俩都能找到一个非常强大的人，也许就好了。如果他不想离，我也没办法了。我丈夫的妈妈也是一个特别强势的人，所以我觉得他也需要接受治疗。

咨询师：可以，再给他找一个心理医生，你们两个同期接受治疗，好吗？你还需要接受练习，练习恋爱。给你留一个作业，去看浪漫满屋，学习恋爱中的交流模式，好吗？

患者：好。

咨询师：好，那今天就到这。

访谈印象：在咨询师与患者进行角色扮演的过程中，引出患者哭泣。咨询师认为患者内心深处有对温情与爱的渴望，并且有能力领悟到这种感情，只是缺乏表达能力。

处理：咨询师采用认知疗法以期改变患者对于爱情的体验和爱的表达方式。通过建议患者观看韩剧《浪漫满屋》来学习爱与被爱，建议患者与其丈夫交谈太阳和月亮的理论，也建议其丈夫来接受心理矫正，共同进步。

第5次心理治疗

咨询师：上次我们主要谈了谈你跟你爱人之间的事情，你俩是否有新的尝试呢？

患者：在这两周里，这个事情没什么进展。我觉得撇开其他的因素，我不得不考虑一个问题，就是现实。所以我觉得，如果能过下去就这么过下去。但是心里还是很别扭，特别别扭，而且我爸妈要死要活的。上次我回去以后跟他们也谈过这个问题，我说如果他们不解决他们的问题，我也好不了。然后我爸就开始说，觉得他自己是行尸走肉，也都不了我，那天晚上我爸在那流眼泪，我妈在那流眼泪，俩人在那，差点就抱头痛哭。他们说，一点盼头都没有，一点希望都没有。俩人在那哭，我在旁边看着。我觉得如果照以前肯定我也哭得哗哗的，结果那天怎么也哭不出来，你知道吗？我就觉得特别荒唐，觉得这个家庭特别可笑，但是我完全挣脱不了，就陷在里头。后来我也问了我爸，你要我怎么做你就不这么难受，我爸说我跟他好好过日子他就好了。我说可是这是我现在最做不到的事，我也想跟其他人一样好好过日子，但就是特别别扭。然后那天我就顶了他两句，他们就说我自私，说我心肠硬。我就说如果我真的是特别自私，我不会像现在这么难受，不会像现在这个样子。然后我爸说，你光听你妈说你，你就没有听见你妈关心你？但是我觉得我们家是一脉相承，我平时在家，我也不是什么活都没有干，对吧？但是一遇到事就说我自私，什么不倒垃圾了，没有家庭责任感之类的。

我说你有没有发现，在别人家里很容易过去的事，在咱家就过不去。然后我爸就说家里也不是讲理的地方，我也不跟你讲理，讲理你也讲不过我。我说这不是讲过讲不过的事，而是咱俩互相不认同。反正到现在我觉得我在家里算是众叛亲离，基本上非必要的时候他们俩都不会跟我说话。他们俩现在拧成一股绳了，现在是还没有完全到让我离婚的那一步，但是说实在话是让我活不下去了，我觉得我离了婚等于我爸妈那边也差不多了。那到时候我自己在外面租个房子，就这么过了。我丈夫是个特别善变的人，他妈妈出差一周，上周一回来我说一块去接一下，然后一开始他说一块去接，后来他又说他限号，反正最后就是他妈妈自己打车回来了。他没有去，我也就没有吭声。还有上周我说周四约着你妈一块吃个饭，好长时间没见了，再不见面也不太合适。然后结果呢，除了他妈，还叫了他小姨，他舅舅和舅妈，他弟弟，一大家子全来了。当时吃饭其实我还挺高兴的，能平和地跟他们一家子一块吃个饭，我觉得挺好的。然后一扭头，看见他掉着张脸不吭不哈的，就那么一副神游天外的样子。我就在想他是对我不满还是怎么样，但是当时我也没有吭声，而且我觉得当时其实也不算影响到我。结果第二天就又吵一架，他觉得我头一天完全就是装的。他觉得我是在他家人面前演得特别好，但是就是对他不好，反正就是闹别扭。他越这样，我就越不想理他，恶性循环，现在跳不出来了。

咨询师：我觉得你整个家族系统不能彼此传递快乐，你能不能把自己和他们割裂开，你的事情由你来解决。你把你的问题交给你的父母，你父母没有能力帮你处理这些问题，只能徒增你的烦恼，而且你还给他们增添了很多痛苦。所以你的家庭是特别不好的。你为了填补你和你老公之间的这种缺陷或者打破这种僵局，你把他一大家子拉进来，于事无补，反而弄得你更糟糕，所以你俩问题要由你俩来解决，对不对？这是一个问题。再有一个就是这里有没有你的问题。因为不是我给你老公做治疗，我只知道你的问题。我记得上一次我给你做过一次角色扮演是吧？

患者：是。

咨询师：同样如果你老公面对的是我这样的一个女孩子，他也并不是那样。所以说既然你不想离婚，或者你迫于什么样的压力不想离婚，而且你也客观评估了你老公还是不错的，那就需要你去调动他，要学会撒娇，学会主动表达自己的感情，这是你要做的。我们这儿有一个小医生，她是进修生，但是在我们整个工作状态里完全看不出她是个外人，她自己也不拿自己当外人，她的人际关系打理得很好。我也发现她和她男朋友之间的互动很好，她能很主动地表达她的要求，这是你最缺乏的。

患者：我知道。

咨询师：就是一个东西，如果你不想扔就得改造它。

患者：我知道，所以现在就是把我难在这儿了。怎么说呀，我们两个都指望对方去改变。

咨询师：那就说明他是一个被动的人，那就需要你更主动。

患者：可是每次我做了心理建设，让自己往外跨一下，他就给我泼冷水，每次都是这样子。所以我实在是积攒不起来，你知道吗？

咨询师：你要给他希望，比如说这次做完治疗之后，你就把这次的治疗结果告诉他，你们的任务是彼此改变。

患者：我现在也特别不想离婚，我需要改变，需要力量。可每次我建设好了以后，他都给我泼冷水。

咨询师：如果是一个特别灵的人你也玩不转，是吧？夫妻就是这样，夫妻关系需要经营的。你看我跟我老公要了好多年礼物，他老是说给什么礼物？今年七夕给我77块钱，是第一次给我礼物，虽然跟人比差好多，但是毕竟有礼物了，所以你丈夫也需要培养。这些好多都是要学习的。你母亲在她成长过程中，包括你母亲的母亲，她如果接受这种学习，就不会做这么多低情商的事情，这么多打击你的事情。你可以先把你丈夫当个实习生，当个男的，学学撒娇，你别把他当成丈夫。你把他当丈夫，你特别容易失望，会觉得当时为什么选了他？你就当实习生去训练。

患者：跟他说话我都觉得别扭，我现在真的是提心吊胆的。就是明明聊天聊得好好的，不知道怎么就又转了。

咨询师：你要告诉他你哪觉得好，哪觉得不好，你需要什么。比如，你可以说，当时我那么糟糕，完全不能接纳别人的情况下，你还愿意做我的老公，非常感谢，说明你特别喜欢我。那我现在要改变，需要你的付出，我们得相互扶持。我把我的要求告诉你，你变成我想象中的样子，我们俩就能好起来。其实情侣之间，首先要考虑对方喜欢什么，你俩已经结婚，那你直接告诉他。包括夫妻关系也是，都要你直接表达。你的态度还是不想离婚，我觉着从你的身体语言，你做的这些事儿可以看到你还是愿意改变。

患者：是，可是我太有挫败感了，真的就是恶性循环。他越这样我越没办法接受他。所以我现在就是僵在这。

咨询师：对，这就是现实。比如说我想从这个屋里出去，你使劲推窗户，把你累死了，你都没有出去，但也许换个方法，一扒拉那个门就出去了。

患者：我们俩现在是，一方面都指望对方去改变，一方面自己又改不了。前两天吵架，他就问我，他说你以后到底想怎么着？各过各的还是怎么？我说现在我想不了以后，我就是走一步看一步。我其实挺佩服他的，我们俩刚结婚那会儿，反正我也不知道他是开玩笑还是装的，他就说咱俩结婚之前还有小姑娘上门找我来。我没搭理他，也不知道真的假的，然后他就跟我说，别人要跟你说什么你别信。这段时间他也一直在跟我说，有两个女的哭着喊着要嫁给他。我不知道他是想刺激我还是怎么样，但是对我来说没有什么感觉，只会让我觉得特别不合时宜，所以我就希望他能离我远一点。我觉得可能我真的只想找一个名义上的丈夫。

咨询师：那说明你比过去进步了，你开始懂一点男女之间的事了。

患者：我也不知道。所以我现在就是僵在这。想离婚吧，第一没有那么大的勇气，第二就是各方面的压力，但是要让我去改变，我又不想，他说的每一句话都让我觉得讨厌。

咨询师：他占有欲特别强吗？

患者：我现在完全不知道。我之前一直自己做心理建设，不管怎么样，他忍耐我到现在。虽然中间磕磕绊绊，但是我之前就是一直是这么想的。包括我们两个没有结婚之前，他平时对我挺好。我感觉挺好，然后感觉慢慢累积到一定程度，可能就要质变的时候，突然就掉链子。

咨询师：那既然有小女生追她，而且有丰富的性经验，那为什么和你结婚？他没有说那个女孩为什么没嫁给他。

患者：没有，他就觉得问题就是在我这。他说他的自信就来自于之前的恋爱经历。

咨询师：我想跟你说说我和我爱人之间的事。从男方这个角度来看，如果他不喜欢对方的话，他不会跟你结婚。夫妻吵架好多说的是反话。刚开始我不理解，但是后来我发现这都说明在意对方。婚姻需要经营，两个人之间要直接表达，不能含含糊糊地说。互相磨合也好，互相沟通也好，你要是准确地表达，就不会让人产生误会。男人和女人的思维是不一样的。

患者：我就觉得现在我一碰到他，就什么动力都没有了。

咨询师：其实你跟谁都得有一个启动的过程，毕竟你是他名义上的妻子，他得不到你是很愤怒的。

患者：我有的时候就想干脆把他气死得了。我现在巴不得知道什么，这样就有理由离婚了。

咨询师：你内心的愿望还是想离婚？你到下一站不也得学会这个吗？

患者：我之前一直觉得不管对象是谁，我自己得有这种能力。但对手是他就不行了，就是希望他离我远远的。

咨询师：男人总是把最重要的位置给她最爱的人，他把妻子的位置给你，而且他不想离婚，他应该是最喜欢你、最爱你的。

患者：他跟我说，父母只是一个方面，他还是选择一个相对来说他最喜欢的。其实他的喜欢对我来说是压力。现在如果对我冷淡一点，可能我还好。我以前的想法是包括在治疗期间，希望他能不要联系我，就是这种感觉。

咨询师：咱们真可以约谈他一次，咱们至少要去澄清一些东西。他能来吗？下次一起来。你就是分手的话，也应该分得明明白白吧。就像一个人辞职之前，也需要做一个客观的评估，你有没有必要辞职？我们可以对你做一些指导，或者可以让他态度更积极一点。让他在跟你互动的过程中，不要像打冷炮一样，一次次地把你的热情扑灭。

患者：我现在觉得对我跟他来说，最舒服的就是保持一定的距离。

咨询师：但是这样他不好，他不愿意跟你配合了，他可能觉得这是超乎他的想象和承受能力的。我记得他说过，如果你要不改变的话，他就去死。

患者：对，其实我们两个谈恋爱期间，我一直觉得挺舒服的。就是我们两个保持了一定距离，没有那么亲热。我之前也遇到过那种情商特别高的男人，反而让我跑得更快。其实他对我冷淡一些，我反而更舒服。比如说这个周日吧，我出去玩，他上午10点多给我发微信，说你出发了没有？我就一直没有回他。一直到下午5点多我回了他，然后他就问我，说你看到我给你发的微信了吗？我说我看到就给你回了。其实我是看到了，但是我就是不愿意回他，你知道吗？因为真的对我来说跟他对话影响我的心情，我都不愿意回他。他来了一条新微信，我那心脏就咯噔一下，就怕他给我发微信。我们俩现在的婚姻，我觉得已经没有任何意义了。

咨询师：现在你就实验一下，你和你丈夫说，你爱我吗？为什么要娶我？（患者丈夫回答道：因为你长得漂亮，性格善良，在我特别迷茫的时候，出现在我的生活，还是你最好。）我感觉他的回答是正常的反应。但是我们看到了一点希望，你跟我之间的关系越来越细，你先把他降级成普通的异性朋友。

患者：我现在没有办法讲，包括刚才跟您互动，就让我特别不舒服。

咨询师：你可能是一种习惯，他突破了你的安全距离，所以你恐惧，但是恐惧的不是他。现在时间也不够长，考虑一下接下来你怎么办，怎么解决你们两个之间的问题？很有可能下次邀请你们两个一起。今天这个事可能是冲击你的，但是证明了一点，主动是没有坏处的。而且他巴不得主动一点，这可能是你内心的障碍。你也反思一下，看看你们之前的互动，好吗？

患者：好，下次见。

访谈印象：患者父母给予其控制较强，丈夫情绪濒临崩溃，患者曾为此做出努力但总是充满挫败感，与丈夫关系陷入恶性循环之中。一方面患者原生家庭关系畸形，不能传递快乐；另一方面患者的核心家庭矛盾重重，对咨询进程造成消极影响。

处理：咨询师采用自我暴露的方法，帮助其学会认识婚姻，使患者认识到婚姻需要经营。建议患者与外界环境中的关系问题割裂开，解决自身问题。由于患者状态不佳，建议下次丈夫陪同诊治。

<u>第6次进行心理治疗</u>

咨询师：你好，说说你上次回去后的情况。

患者：其实上次做完治疗，特别是您后边说的那些让我认为我确实是有问题。我不认同我们两个相处成这个样子大部分责任在我，我现在更不认同。上上周本想和他出去逛一逛，结果我一直有事儿我们俩没有见面。上周四晚上我们微信聊天我觉得他帅不帅，然后他还一直问我说，你既然看我不顺眼你为啥嫁给我？我对你到底意味着什么？我说你到底想问我什么，他说我现在不知道，你不回答我就总觉得脑袋上悬着一把刀一样。然后周四说完，周五又给我打电话，周六又打，凌晨给我发微信，周日又打电话还是问同一个问题。

咨询师：我看到的倒是他对你的不忍割舍，和他理解不了的爱。

患者：但是这种爱我不想要。

咨询师：他是不会表达。

患者：不知道。但是我真的受不了。

咨询师：那你希望你的男人怎么跟你表达？

患者：我想的就是聊天的时候，大家聊一点别的东西，对吧？为什么一定要逼问我这个？

咨询师：他经常指责你么？

患者：对，他说"你对我有没有一点感情？"我说"我要是对你没有感情，我不会跟你结婚的。"他说"如果你对我有一点感情，那你能不能对我好一点，你能不能理解我现在的感觉？"他的感觉就是他一直在祈求我，但是对我来说，我就是觉得他一直在逼我。

咨询师：你总结得特别好，他认为他一直在祈求，但是你总感觉他在逼你。

患者：隔一个星期或者是两个星期一定闹一场，而且每次基本上就是一个问题，我真的是受不了了。他说我结婚之前骗他，他觉得我在利用他。我觉得我的改变对他来说远远不够，他想要的是那种亲密无间的，但是我做不到。我现在都不敢跟他说真话，任何一句话在他那来说都是话柄。说抱歉不难，但是让我跟他说我说不出来。他之前就问过我，说你就不能对我好一些吗？我说我觉得我有在做，我有努力。他说那你告诉我你都做了些什么？我这样做确实是对他不太公平，我知道。但是我现在做不到。我只是需要他不要再问这些，只要开开心心地聊天，吃个饭对我来说就够了。但是他就一定要问，他说你什么都不跟我说，什么也不让我问，觉得对我公平吗？每次都是这一套。

咨询师：我跟他谈谈，他来了吗？

患者：他说他9点来。现在他对我来说就是一边拿刀捅你，一边问你，你能理解我为什么捅你吗？就像他之前跟我说"我现在喜欢你，所以你做任何事我都能忍。但是你有没有想过，你把我的感情磨完了以后会怎么样？"我当时心里想的是，我知道我自己是什么状态，如果我把你的感情磨完了，我认了，这是我自己的性格造成的。但是我希望两个人互相正视自己的问题，但是他始终就觉得我在推卸责任，他觉得我在把责任往他身上推。

咨询师：嗯嗯，通过你的描述给我的感觉是，这个男人是很恼火的，想爱你却靠近不了，所以他有很多抱怨。你们两个人其实都是长刺的人。我们心理学上特别重视心理冲突，他处于冲突状态，所以你感受到他冲的时候，你就觉得特别痛苦，扎疼了你。等他凹进去了，你又有很多的不舍，其实这男人还是比较适合的。你的期望就是你们俩一起吃饭，一起聊天，保持这样一个舒适的距离。一旦这个男孩突破这个舒适距离，你就非常不舒服。而这个男孩子无论如何理解不了你这种不舒服和恐惧。他是一个正常人，毕竟他不是心理医生，因此我们下一步调整的方向是要让你们两个舒适的距离逐渐靠近，不是选择放弃，你俩能走到今天还是比较合适的，我听到的他的反应都是正常的。他现在老问你，为什么跟我结婚，你为什么答应？其实就是他以为他原来能够忍受这个，后来他发现他也受不了。

患者：可能是吧，他来了。让他进来和您谈谈吧。

咨询师：好。

患者丈夫：您好。

咨询师：您好，是这样的，您妻子可能到了一个瓶颈的状态，而且很多事是她所描述的，所以我们也想让你参与进来，听听你的描述。她对你们最近互动的一种感觉是不太好的，我理解你作为一个正常男人的这种状态。但是她是一个在感情表达方面不完美的女孩，至少要与你保持一定的距离，你怎么看。在结婚之前，她就不让你碰，你有没有感觉到什么？

患者丈夫：在您这我不用有什么隐瞒，我知道她抵触一切形式的异性接触，但具体原因没有问。我觉得这个问题对于我来说不是大问题，因为我可以接受，我以为以后有可能会转变，但是我没有想到她这么严重。结了婚以后我觉着我俩聊天像是两个陌生人。原来我是特别信任她，但是现在她给我的反馈，让我越来越没办法去相信了，因为她现在也没跟我说她到底有什么问题。她会为了让我好受一点说谎，会敷衍，让我越来越不信任她了。

咨询师：你的不信任具体是哪些方面？

患者丈夫：就是比如说结婚以前吧，她说她就是单纯地抵触身体接触，觉得那种柏拉图式的恋爱挺好。我觉得我这个人又不是色魔，天天就想怎么着她。我就说这可以啊，但是结婚以后她说接受不了那种亲密无间的关系，她就希望各过各的那种，就包括以后她也想分房睡。你应该明白，她总是不给人希望，然后我就越来越不信任她，有的时候就会跟她发脾气但又后悔。所以我特别想让她给我一点正能量，让我去感受一下这个婚姻的真实，我是真的不想跟她发脾气，不想给她压力，但是我自己特别难受，然后就控制不住了。我也知道她在找你们做辅导，然后我再给她刺激，她有的时候可能会稍微建立起来一点那种……就让我给摧毁了。但是我不知道这是为什么？理解她非常困难。

咨询师：我们最开始考虑她这种表现是不是曾受到过性骚扰或者什么伤害，她这种情况和她家的代际遗传有关，短期内它的症状可能没有一个突破。所以这种治疗下去的信心需要你和医生一起给她建立。

患者丈夫：可我现在不信任她说的每一句话，因为她每时每刻都在变，特别善变。她有什么问题应该告诉我，她不说，现在我也一无所知。

咨询师：哦，我们没觉出她的善变。相反还是一个挺善良，而且也非常想把自己从这种状态里带出来的人。

患者丈夫：那大夫，她说看男生没感觉，她是真没感觉还是强迫自己没感觉？

咨询师：在你们的接触中，你觉察出过她对你有感觉吗？

患者丈夫：对，这就是为什么我跟她谈恋爱到结婚，我没有发现有这问题。结了婚以后，我们俩去旅行的时候才发现这个问题，我原来对她的了解是完全不够的，她的内心特别冷漠。我跟她生气不是因为一两个细节，而是整体的这种感觉。这种感觉我太熟悉了，我们谈恋爱一年多都没有碰过她。

咨询师：你作为男朋友要给她温暖鼓励和信任，那天我扮演男朋友的角色，她坐在那里哭得很厉害，为什么呢？她特别感动。互动一定不是一个单方面的要求。我不知道你现在是不是想转身了？如果想转身就别这么折磨彼此。

患者丈夫：对，我今天来就是想明白她的问题是什么？你跟我多说说，我想信任她，我对她一无所知，我做不到信任她，她现在这些事一点都不肯跟我去说。所以我觉得我认识的这个人很陌生，这是不信任的根源。我想要更多地去了解这个女人。我现在连家都不能回，天天跟家里边撒谎，我想无条件地爱她、包容她。

咨询师：嗯，据我们了解，她结婚前也希望有一个男性出现在她生活里，因为她也渴望爱情。她跟她父母生活得并不愉快，父母带给了她很多的烦恼，这是她希望有一个男人出现在她的生活里的动力。但是她有一个假设，就是这个男人既出现在她的生活里，又要跟她保持着一定舒适的距离。这个假设也是你们婚前的约定，所以她嫁给你。而你们两个都没有想到这个假设太理想化了，不可能完成。

患者丈夫：对，你说得完全对。

咨询师：然后你每次想往里走的时候，她就往外走，然后你就暴躁。作为一个男人，你老想突破她的禁区，突破她的舒适区，所以每次突破的时候你都很难受。正常的男女是天天黏在一起。所以你理解不了她为什么非要这样，她理解不了你为什么非要那样？现在我们的治疗方向是让你们的舒适区拉近一点，再拉近，然后再突破。而不是你俩打一下就分开，打一下就分开了。

患者丈夫：现在这种分居方式是我在我家，她在她家，自然给我压力，这种压力让我调解不过来，所以我会跟她生气，这个模式不是我想要的。

咨询师：你不要太讲条件了，你下班可以去看看她，一起吃个饭，先从简单的交往开始。

患者丈夫：您说的这样，我跟她吃饭，我每天对她好，我一直是这么做的，但我现在受不了，因为这几个月对于我来说真的特别煎熬。所以我现在开始提条件，原来我真的无条件，现在我的条件就是我想更多地去了解她的状态，了解她以后，然后我再去重新信任她。我不想每天的命运掌握在你的手中和她的手中！您给我提个建议吧，您觉得我应该怎么去调节？我每天下了班都不知道去哪，我就在外面溜达，同学们谁约我出去吃饭我就去，但其实心里边总是会想我的婚姻为什么会这样？我都不敢去想，因为没有人会给我答案。您觉得我怎么做才能把状态调整到积极。您只看到我给你们造成的困扰，但你们不考虑我。您有没有更好的一种模式能让我稍微好过一点，然后我们俩也不会有这种前功尽弃的效果。

咨询师：那你可以先做一个往好的积极方向的设置，比如说找一个房子，为她空出位置。其实她住在娘家根本不舒服，她根本受不了，她父母给她的压力并不比你的小。

患者丈夫：我们家可以让我们俩回去住，只是她不愿意。

咨询师：其实她有过积极的行为，比如叫上你的亲戚一起吃顿饭。但是你不喜欢这种行为。

患者丈夫：我没有这样的要求，我的家里人关系是我去处理的，我希望她对我能好一点。

咨询师：这也是她在向你靠近，虽然没有直接靠近你，但是她也在努力啊。然后你又攻击她，说都是装的。

患者丈夫：我的情绪失控了，我最近经常失控，特别情绪化。所以我特别想让自己能稍微好过一点，我也不是说非得要对她有什么要求，我只是想让我自己好过一点。我的生活需要一点希望。

咨询师：但是这里头有一个问题，她描述的细节，她本来是叫上你一个亲戚或两个，结果绕来绕去叫了一大堆。

患者丈夫：对，那你让我怎么跟家人说，说不许叫人多了？他们一开始也没有跟我说都去，后来临时说我表弟回来了，有点别的事，正好家里人在一块商量解决一下。我不是特意叫，我也知道人多了不好，我开始想的就4个人。这些问题其实都不重要。

咨询师：对她来说，她应对不了那些大场面。你作为男人应该控制，你表弟来了要商量事可以换个时间，先把这个事解决了再说。

患者丈夫：这大概就是我的问题。我可以理解她，但我也可以提出我自己的一点条件吧。

咨询师：我现在更能了解到你们夫妻之间的互动了，你老提条件，她就会觉得这是一种交换。

患者丈夫：我没有老提条件，我跟她结婚了，我一直是无条件，她说怎么着就怎么着。现在我很难受，我希望要不我去多了解她，要不就是无条件地去等她给我一点希望。想知道大概什么时候她能有好转，或者什么时候能达到她的预期。

咨询师：你说的这个我们都能理解，但是有一点你有没有想过？也许她想做好，但是她没有找到你能接受的方式，或者她不知道怎么去做，才能把她做好，她现在正在学。

患者丈夫：我知道。我不跟她吵架，我给她一点正能量，大夫，你明白吗？但是我会失控。现在这种生活状态我会失控，您说的这一切都是我失控状态下做出来的。我现在想说，我希望我以后不要再失控了，这是我的想法。

咨询师：那你就从根本上纠正对她的看法，我们应该重新思考这个问题。你们有没有能力在一起。

患者丈夫：我能再问一个问题吗？您很有经验对吧，如果我能做到您对我的要求的状态，大概需要多长时间？

咨询师：我们是改变她的一个因素，你也是改变她的因素，我们可能占50%的因素，你占30%的因素，她妈妈占20%。她这次来特别痛苦，就是没有希望。她现在开始怀疑一些事情，之前有一个女生哭着喊着要嫁给你，你为什么不跟她结婚？

患者丈夫：因为我不想放弃她，因为我爱我妻子，我觉得她是我喜欢的样子。一开始我也觉得她比较冷，但我喜欢安静一点的女孩，我觉得她挺安静的，我们经历也相似，我觉着她哪哪都好，特别满意。初夜我有过一次亲近她的经历，可能把她吓坏了，我不想因为这个给她造成压力，所以就没有再去触碰。她这种性格上的冷漠，我婚前完全没有预期的。旅行结婚回来以后，我突然意识到这个问题了，我是接受不了的。因为她人身也冷，心也冷，完全就是陌生人，我接受不了。

咨询师：其实她对你很满意，你对她也很满意，但是她对你满意的前提是要有个舒适距离，她本质还是对性的方面不能接受。至少她也做过努力，但是她不能承受，所以我们要帮助她慢慢解决。

患者丈夫：您跟我说了以后，我现在有些理解她了，之前她是不肯跟我说半个字的。

咨询师：她不说，你自己要学着去体会。

患者丈夫：嗯，有时真的体会不到她在想什么。这两个月，我一开始也是你去看病，我支持你。等到现在了，这种压力会积攒到一定程度，整个人的状态一天一天会变差。

咨询师：嗯，现在她和她妈妈的交流，还有和你的互动都出现了问题，两边都告诉她没有希望了，我们这边治疗也受到了很大的影响，所以还是需要我们共同努力的。你这边的状况我也了解了，我再和您妻子谈一下。

患者丈夫：好，我去叫她。

（患者再次来到治疗室。）

咨询师：当时在你俩好的情况下，你能接受他，因为那个状态就是一个合适的距离。所以单纯抛开性，这个男人还是有他可取的地方。

患者：怎么说呢？他一直说他特别爱我，为了我什么都可以做。但是实际上我要的东西恰恰他给不了，我们俩现在就是这种状态。

咨询师：我现在明白了，其实我们在治疗第二次第三次的时候，效果是非常明显的，但之后越来越糟糕了，尤其这两次不是太好。就在前几次我们真正摸清了你内心的脉络，以及你成长的这些东西，而且你自己也燃起了希望，也在改变。但是我们没有考虑到破坏的意义。我跟他接触，我看出了这个人的思维方式和人格特征带有强迫特点的，认死理，不灵活。在这段时间，他一直误解你，而且跟你有一种应战的状态。我们跟他讨论了，他之前一直认为你是在装，是在扮演这个妻子的角色，而不是努力。现在他对你多了一些了解，他也承认了，在你们互动的过程中，他说话的破坏性。我感觉这个男人不是糟糕到完全不能要的程度，可不可以再去努力一下？如果他不再刺激你，安静地陪伴你，而且做积极的配合，我也再做一些努力。毕竟在中国离一次婚和结一次婚是不容易的。当时是你们俩一起设置的一个局，大家设置之前以为都能接受。但是事情是发展变化的，事情到了双方都接受不了的程度，现在我们需要的是改变，向着好的方向改变。追求一个更好的结局，这才是最重要的。所以现在作为你的主管医生，要帮你寻找一条舒适的适合你的未来的路！

患者：道理我都懂。而且这次吵架之前，我也是抱着那种想法，我就觉得再换一个也会吵架，也会需要重新进入一段新的关系。但是就是这种一次又一次无意义的争吵真的会把希望磨没。

咨询师：因为你俩都没有经验，本来初婚的人就都没有经验，而且你俩又有保持距离的前提条件，对这样的婚姻就更没有经验。最后你俩失控了。

患者：那接下来我接着治疗的话，您要给我做什么调整？主要就是调整我们俩能够承受的舒适距离是吗？

咨询师：对，你丈夫的焦虑里有很大性焦虑的成分，一次又一次地纠缠你甚至发火是他不能自控的结果。有妻子不能行房对一个正常男人来说的确是很折磨人的，你要理解他。他也表示尽可能去做到信任你、宠你。他得有一个转变的过程，你要给他时间。没事儿，共同进步，走走看。

患者：好，谢谢您。

治疗随笔

本次咨询涉及患者与其丈夫两人，患者状态不佳，情绪低落，对于丈夫恐惧加深。丈夫很焦虑，且对于妻子当前状态表示不理解，但希望更了解妻子状况以期更大改善。婚姻从希望开始以失望止步。希望这不是最后的结局，也希望此案例随着治疗的深入最终看到的不是悲剧。

处理：咨询师经过与患者丈夫的初步交谈，更深入地了解患者的婚姻状况，遂建议夫妻二人共同接受心理治疗。

目前此案例的治疗还在继续进行中，患者对于丈夫接受的程度明显改善。夫妻亲密关系明显改善，但仍不能完成实质性性交。患者与母亲的关系得到改善。